洪善贻
临床经验集

主编 施航

全国百佳图书出版单位
中国中医药出版社
·北京·

图书在版编目（CIP）数据

洪善贻临床经验集 / 施航主编 . —北京：中国中
医药出版社，2022.6
ISBN 978-7-5132-7418-0

Ⅰ . ①洪… Ⅱ . ①施… Ⅲ . ①中医临床—经验—中国—
现代 Ⅳ . ① R249.7

中国版本图书馆 CIP 数据核字（2022）第 028179 号

中国中医药出版社出版

北京经济技术开发区科创十三街 31 号院二区 8 号楼
邮政编码　100176
传真　010-64405721
三河市同力彩印有限公司印刷
各地新华书店经销

开本 880×1230　1/32　印张 9.25　字数 207 千字
2022 年 6 月第 1 版　2022 年 6 月第 1 次印刷
书号　ISBN 978 - 7 - 5132 - 7418 - 0

定价　49.00 元
网址　www.cptcm.com

服 务 热 线　010-64405510
购 书 热 线　010-89535836
维 权 打 假　010-64405753

微信服务号　zgzyycbs
微商城网址　https://kdt.im/LIdUGr
官方微博　http://e.weibo.com/cptcm
天猫旗舰店网址　https://zgzyycbs.tmall.com

如有印装质量问题请与本社出版部联系（010-64405510）
版权专有　侵权必究

《洪善贻临床经验集》
编委会

主 编 施 航

副主编 林 刚 陆 宁 钟光辉

编 委（以姓氏笔画为序）

丁佳璐 王永生 方晨晔 叶兴涛 史国军

李 苗 杨 扬 何国浓 胡学谦 徐央波

凌仕良 董 晶 楼金杰 魏 升

序

中医药学源远流长，博大精深，扎根于数千年中华民族传统文化的肥沃土壤中，构筑了认识生命、维护健康、防治疾病的思想、方法和理论体系，是凝聚了中华民族璀璨明珠的医学瑰宝。千百年来，中医临床名家辈出，中医药学能够传承、发扬、创新，各个时代名医的学术思想和临证经验功不可没。名老中医是解决中医临床疑难问题的典范、青年医师的楷模。他们的学术思想和临证经验是当代中医学术水平的体现，对中医药学的发展有极大的促进和推动作用。

近年来，国家中医药管理局高度重视名老中医药专家的经验整理，在全国范围内相继遴选出数百位名家成立传承工作室，对他们的临床经验进行较为全面和系统的整理。国家对中医药事业给予了高度重视和大力扶持，中医药事业发展的春天已经来临，我们这一代人更应该努力发掘和传承老一代医务工作者留下来的经验，继续弘扬中医药特色，更好地造福百姓。

洪善贻教授是第三批全国老中医药专家学术经验继承工作指导老师，浙江省名中医，浙江中医药大学兼职教授，浙江省名中医研究院研究员，曾任宁波市中医院院长。他从事中医内科临床工作50余年，中医理论基础扎实，学术造诣深厚，其主要学术思想已成为国家中医药管理局"十二五"重点专科宁波市中医院肿瘤科的重要临床及科研方向。洪善贻教授临诊时以扶正为先，同时重视顾护脾胃之气，提出"先调后天为要，后固先天为本"的具体原则，强调未病先防、有病早治、既病防变、既愈防复的"治未病"思想。

出于对洪善贻教授多年学术思想及临证经验继承、传承的责任，施航教授及其他洪善贻名老中医药专家传承工作室的成员对洪善贻教授的临证经验和学术思想进行了全面梳理和总结，将洪教授 50 余年从事临床工作及医学带教中所形成的特色学术思想、数百份典型病案及学徒的跟师学习心得进行整理、归纳和总结，并分类编纂成书。此书具有较强的理论研究和实践参考价值，对学习研究中医和从事相关临床工作的朋友来说，是一份宝贵的财富。

洪教授今八旬高龄仍精神饱满，继续受医院返聘，乐为人民健康服务。欣闻《洪善贻临床经验集》拟刊行出版，以供后学之借镜而可更广泛为群众服务焉。余钦佩之余并为之序。

宁波市中医药学会会长

2022 年 2 月 16 日

医者之路，艰辛无悔

救死扶伤，授业解惑，培育后人，洪善贻的一生与中医息息相关。他坐诊一线 50 余年，著书立说，将毕生所学传授后人，带领宁波市中医院站稳脚跟。他的中医之路，有艰辛，亦有喜乐。

从一个简陋破旧的中医门诊所起家，宁波市中医院的诞生可谓来之不易，而其后续的成长更是离不开一代代院长和医生们的共同努力。1977 年，宁波市中医院在钟一棠的带领下，迈出了最为艰难的第一步。此后，第三任院长洪善贻从钟一棠手中接过"发展接力棒"，迈出了十分重要的一步。11 年来，洪善贻兢兢业业，任重道远，不负恩师和甬城百姓的期望，终是让宁波市中医院日新月异、欣欣向荣。

直到今天，耄耋之年的洪善贻仍情系医院、心系患者，始终坐诊在一线。虽年事已高，但他精神矍铄，医人不倦，奕奕神采中依稀可辨其意气风发的年轻模样和踌躇满志的医者生涯。

一、学校里的风云人物

谁的青春不灿烂！

中学时期的洪善贻，就读于宁波市第四中学，当时他在体育方面十分出名，是宁波市业余体操队的一员。业余时间里，他刻苦训练，时常参加省级重大比赛，为校争光，同时又顺利完成了学业，可谓"文武双全"的优秀学子。高考前，面对人生未来的道路，洪善贻在体育专业和其他文化专业之间犹豫不决。见他无法下定决心，姐姐用一句话点醒了他："练体育是为了强身健体，但不宜作为你的职业规划。"恰好，他的两个好朋友都报考了医学方向，建议他也选择学医。

洪氏家族中虽没有医学世家的传承，但不妨碍他发自内心地敬仰医生这一职业。于是，他也报考了医学院校，并成功收到了浙江中医学院的录取通知书。

1959 年，洪善贻一脚迈入浙江中医学院的大门，同时也一脚迈入了中医药的世界，就此踏上了中医之路。初涉杏林，他苦读经典、背诵方剂，打下扎实的理论基础。在课余时间，本就擅长体育的洪善贻又担任学校的文艺骨干，使自己的大学生活更加多姿多彩。在一次全杭州市大学生文艺汇演中，他参演的双人舞节目在所有院校中拔得头筹，他本人也被评为最佳男演员，成为学校里的风云人物。

毕业实习时，他被分配到嘉兴市第一医院，师从名老中医张明权老先生。为了能学到更多"实战经验"，他起早摸黑，全身心地投入临床学习中。因为过于劳累，他不幸在实习期快结束的时候得了肝炎。结束实习后，学校建议他先养病，康复了再进行毕业分配。就在这时，"文化大革命"猝不及防地开始了，洪善贻毕业分配的事被迫延期。后来，他被分配到舟山卫生学校当老师。

二、把"冷板凳"坐成"热炕头"

受"文化大革命"的影响，舟山卫生学校的教学工作一度停止。在学校停课期间，每到鱼汛季节，洪善贻就积极参加医疗队，到渔场为渔民和当地百姓服务；"复课闹革命"后，他又常带学生到医院实习，同时低调地学习，增加临床经验，巩固自己在中医方面的理论知识。1974年，他被调到宁波市中医门诊所，回到了梦寐以求的家乡。在这里，洪善贻正式开始了自己的医者生涯。

回忆往昔，他笑着把初到宁波的这个阶段称为"冷板凳"时期，并回忆道："学校毕业后，我一开始的工作是以教育为主，调回宁波后转为一名临床医生。我感觉那段时间是我学中医以来最艰难的时期。"

这个阶段为什么会这么艰难？他在学校里虽然已经具备了扎实的理论知识，但是没有丰富的临床经验，而中医又是一门非常注重临床实践的学科，因此，年轻医生鲜少被患者问津，俗称坐"冷板凳"。洪善贻解释："对中医医生来说，如何把理论知识更好地应用于临床是最难的一个过程，也是最关键的一个过程。中医的临床经验，是需要慢慢摸索、慢慢领悟的，不能照搬照抄古人经验和方子。作为一名年轻的中医医生，有时候并不能获得患者的认可，因此，年轻的医生要有耐心，要做好迎接困难的思想准备。"那时的洪善贻没有妄自菲薄，明白了自己的不足，就想办法把不足之处弥补上来。

他抓住每一个为患者看病的机会，用细心、耐心、专心对待患者。他说："空也有空的好处，我可以细致充分地了解每位患者的情况，然后结合老师教授的知识，翻阅资料，得出适合的治疗方法，再通过临床观察、总结，慢慢地就能成为自己的经验。"为了能快速提高自己的医术，他还到龙华医院进修了一年，师从徐嵩年等中医大家。经过几年不懈的努力，洪善贻凭借精湛的医术赢得了患者的信赖，在中医院崭露头角，把"冷板凳"坐成了"热炕头"。

1977年，浙江省卫生厅中医管理局和宁波市卫生局达成统一意见，在中医门诊所的基础上创办宁波市中医院，同时调入钟一棠、张沛虬、刘中柱、宋世焱等几位老中医作为骨干力量。1978年，根据中央56号文件，浙江省决定办五年制中医学徒班，以传承和发展中医。洪善贻受命成为宁波市中医学徒班的班主任，培养了20多名杰出的年轻医生。1983年，钟老被评选为首届浙江省名中医后，洪善贻有幸成为他的学术继承人。1984年，洪善贻被任命为宁波市中医院院长，因为行政管理工作繁杂，没有充裕的时间跟师学习，只好放弃了学术继承人的工作。

三、仁心仁术，传承有道

钟一棠、徐嵩年、张明权，是洪善贻中医之路上的三位恩师，给予了他极大的帮助和极深的影响。在他们身上，他不仅学到了救死扶伤的医术，还有仁心仁术的医德。巧的是，这三位老师都毕业于同一所学校，即丁甘仁创办的上海中医专科学校（后更名为上海中医学院）。因此，洪善贻在遣方用药的风格上也深受丁甘仁孟河医派的影响：用药轻灵，处方和缓；执简驭繁，精于辨证。

他最为推崇《黄帝内经》，认为这是传统医学四大经典著作之首，不仅是一部中医巨著，也是一部养生宝典。他也十分重视"上工治未病"，无病先防、有病早治、防重于治的观点。在临床上，他坚持"望闻问切"四诊合参，并结合西医学的理化检查，做到辨证和辨病、整体和局部相结合。对现在许多中医渐渐放弃四诊合参的做法，洪善贻痛心疾首，并直言"现在好多医生都不搭脉了，因为患者多，没时间，但这不是一个好现象"。他认为中医的传承不仅仅包括学术观点、辨证用药等的经验，还应该有这些诊断与应用方面的经验。

在50余年的临床、教学、科研和医院管理工作中，洪善贻博采众长、融会贯通，累积了丰富的经验，尤其擅长老年病、消化系统疾病及肿瘤的诊治，特别是老年性眩晕、老年糖尿病及消化性溃疡等疾病。

中医言"肾为先天之本，脾为后天之本"，洪善贻认为"先调后天为要，后固先天为本"，他擅长从脾肾入手治疗各种慢性病及疑难杂症。

他认为老年病的病机特点在于多脏受损、阴阳俱虚、多痰多瘀多风，虚衰是老年病发病的主因。因此，在对老年病的治疗用药上，他坚持"顾护脾胃，及时补虚；因人而异，对证治疗；慎施攻伐，中病即止；分清主次，切忌杂乱"的原则。对于脾胃病的治疗，他强调从肝论治，即"肝木疏土，脾土营木，土得木而达之，木赖土以培之"，重视肝脾的互助互用关系。

对于现代社会发病率越来越高的肿瘤病，他强调要采取综合治疗的手段，主张以扶助正气、协调脏腑功能为主，做到扶正为基本，祛邪不伤正。治疗的前提应重在"留人治病"，加强对患者生活质量的关注。

　　此外，他还主持、参与了"舌质变化对脑出血及脑梗死定性诊断意义研究"等科研项目，获得了"宁波市科技进步奖"和"浙江省医学科技三等奖"。他还撰写了"脑出血与脑梗死患者舌质变化的临床意义"等50余篇论文和讲稿，编著《常见老年病自我防治备要》等著作，参编《宁波杏林集锦》等书籍，为后人留下许多宝贵经验。

　　先守正，再创新。洪善贻明白传承和发展是中医药事业的唯一出路，因此，他不遗余力地培养学生，桃李遍地。在他的全国名老中医药专家传承工作室和浙江省名老中医专家传承工作室里，林刚、施航、陆宁等十多名新一代的优秀医生正在苗壮成长，在未来将共同撑起中医的一片天空。

（摘自《甬城名医录》）

目 录

第一章　学术思想与医学经验

第一节　坚持中医整体观为原则

中医的整体观是中医指导思想中重要的理论基础和准则，在临床实践中具有重要的指导作用。整体观在当今社会上不仅具有实践性、科学性等基本性质，并且更具有现代化的思想内涵。《黄帝内经》中释义的整体观，不仅指人体自身是有机整体，人与自然也是统一整体，是中医学关于人体自身的完整性及人与自然、社会环境统一性的认识。中医把人看作一个有机的整体，人的各个部位和器官是不可分割的，人的五脏六腑是相辅相成、相互协调、相互为用的。整体观念贯穿于中医治疗之中，以达到人体的脏腑平衡、阴阳协调及气血均衡。而人的整体变化又与外部环境密切相关，不同的地理、气候环境会对人体生理病理造成不同的影响。

洪善贻教授秉承《黄帝内经》的整体观念，坚持因人、因时、因地制宜的治疗原则，尤其重视人与社会的整体观。

一、人体自身的整体现

《黄帝内经》强调整体观念，人体以五脏为中心，通过"内属于脏腑，外络于肢节"的经络系统，把全身组织、器官联系成有机整体，通过精、气、血和津液的作用，完成机体功能活动。《黄帝内经》将人体生理平衡概括为"阴平阳秘"，正常的生理、病理均借助脏腑自身的功能、脏腑之间的协同和制约作用来维持。《素问·灵兰秘典论》云："心者，君主之官也，神明出焉。肺者，相傅之官，治节出焉。肝者，将军之官，谋虑出焉。胆者，中正之官，决断出焉。膻中者，臣使之官，喜乐出焉。脾胃者，仓廪之官，五味出焉。大肠者，传道之官，变化出焉。小肠者，受盛之官，化物出焉。肾者，作强之官，伎巧出焉。三焦者，决渎之官，水道出焉。膀胱者，州都之官，津液藏焉，气化则能出矣。凡此十二官者，不得相失也。"说明五脏六腑是一个统一的整体。

人体本身就是一个统一的整体，主要表现为：生理上，人体是由五脏、六腑、形体、官窍等组成。六腑为表，五脏则为里；若五脏六腑为里，形体官窍则为表。各个器官之间结构相互衔接联络，从而构成有机的整体。人体各部之间不可分割，功能上相互协调、相互为用。整体通过人体的精、气、血及津液储藏、运行、代谢，从而完成整个机体的生命活动。病理上，机体的病变会在机体外表有所体现，因此诊断疾病可从患者的外在症状进行观察，从而对患者的脏腑病理进行揣测。从人体的形态上也能揣测患者的脏腑机理，中医整体观有"形健则神旺，神主宰形"之说，因此，推断病理时，形神是为一体的，形病则神病，神病亦可揣测形病。

洪善贻教授从《黄帝内经》的整体观出发，依据五脏六腑间的生理、病理关系，结合《黄帝内经》对气血的认识，认为疾病的发生往往非独"脏"之病，常见五脏气血失调，治疗时，根据五脏间的生克乘侮规律，判断病脏，调整以顺应五脏间协调。中医学认为，人体的正气是先天带来的，后天的水谷精微对其不断滋养。而在正气里面，胃气属于五脏之本，胃气的强弱会直接影响正气的存亡盛衰。因此，无论急慢性病，治疗都应该以调胃气为主。中医调理提到"苦寒伤胃，辛燥伤胃阴"，因此，在对患者进行治疗时，要注意苦寒、辛燥药物的用量，最好使用佐药进行调和，防止用药过度损伤胃气。除了五脏间的关系，还要重视脏腑间的关系。脏腑表里是由各脏腑所属的经络相互连接，并在生理上相互作用的。《素问·血气形志》云："足太阳与少阴为表里，少阳与厥阴为表里，阳明与太阴为表里，是为足阴阳也。手太阳与少阴为表里，少阳与心主为表里，阳明与太阴为表里，是为手之阴阳也。"如肺与大肠互为表里，《灵枢·本输》中"肺合大肠，大肠者，传道之腑"，是说肺主治节与通调水道功能正常，则大肠之传道功能正常。所以，临床可以通过通腑泄浊法来治疗肺系疾病，这体现了脏与腑的整体性。又如，在临床上，头晕头痛患者是较为常见的，但是，临床上一般使用布洛芬等止痛药物治疗，并不会由机体联系到脏腑，所以往往导致病情反复发作。从中医整体观念角度辨证，治疗头痛首先要找准头痛的位置及所属经络，头部正前属阳明经，头部两侧属少阳经，而头顶和后颈属太阳经循行部位，临床上，按照经络循行部位分经用药，效果非常显著。

二、人与社会的整体观

自然环境与人体疾病有着密切的关系，《黄帝内经素问》有云："故治不法天之纪，不用地之理，则灾害至矣。"人是具有社会属性的，而社会环境错综复杂，受经济、政治、文化、宗教等多方面的影响；人际关系、社会关系的处理，也会对人体的心理及生理造成不同程度的影响。不良的人际关系、社会关系，会造成不良的心理及生理状态，从而导致人体的精神病变，影响人体的机能，危害人体健康；若是保持良好的人际关系和社会关系，将会对人体的机能产生积极的影响，促进人体的健康，更利于人们处理好社会及人际关系。

洪教授重视人的社会性，认为人与社会存在着整体性，注意社会因素对人的身心影响。人的心理与精神状态、压力等因素密切相关，这些因素可以影响躯体疾病的发生与发展。中医关注于人，注重人的主观感受，除了生理，还关注心与神，关注自然，并把人的七情"太过"与"不及"与五脏功能异常相联系，如《素问·阴阳应象大论》所提"怒伤肝""喜伤心""思伤脾""忧伤肺""恐伤肾"，认为情志若过度则会伤及五脏。而临床上，患者在进行治疗后，往往会因为担心自己病情进展从而产生恐惧、紧张等心理，护理人员会开导并稳定患者的情绪，这样则更有助于患者康复。此原理就是中医"七情致病"的临床应用。长期以来，西医学的观念以局部、微观治疗为主，但这种治疗观念并不能治愈所有疾病。比如：我们常见的肿瘤康复期患者，很多都伴有轻中度焦虑抑郁，这其中大部分患者为早期患者，虽然全身体检未发现异常，但仍有疼痛、失眠、乏力等症状，严重影响患者的生活质量和精神状态。近年来，西医学正在向"生物－心理－社会"模式转变，人们开始关注心理、社会因素对人身心的影响，这与中医的整体观念相吻合。医学治疗的目的是既要改善躯体健康，又要改善心理健康，这样才能提高患者的生活质量。洪教授特别重视"七情"在疾病过程中的影响，注重"气"的影响。他认为中医的"气"有生理功能的含义，精神、情绪、社会关系等因素能够对人体的"气"产生影响，严重时可以导致疾病的发生。洪教授在诊疗中非常关注患者的心理健康，在进行中医四诊时会悉心洞察患者是否有情志方面的致病因素，针对有情志致病表现的患者，有如下治疗过程。

1. 评估

洪教授对于有情志致病因素的患者设计了专门的问卷，在患者就诊前，会让患者先填写问卷。有时患者主诉较复杂，碍于面子，好多的问题就诊时难以开口，但会在问卷中如实填写，这就可以使医生更全面地了解患者的现病史；有时患者可能会因为就诊时紧张，而忘记自己想表述的症状，问卷也可以全面评估患者现状，便于诊断；有时患者想说的很多，但因为就诊时间有限，通过问卷，洪教授不仅可以全面掌握患者的状态，还可以节约问诊时间，从而为更多的患者服务。

2. 释疑

这类患者往往对自己的躯体过度关注，但由于缺乏充足的医学常识，常有诸多疑问。面对这类患者的各种问题（有时甚至是可笑的问题），洪教授都认真解答，详细解释，让其正确认识自己的身体状态、疾病进展，打消顾虑，坚定治疗的信心。

3. 调治

最后，洪教授会根据患者的症状、舌象、脉象等临床资料，四诊合参，综合调治，选方用药多考虑患者的心理因素，尤其重视条达肝气，常选用柴胡、香附、郁金、延胡索等疏肝理气之品。

洪教授曾治疗一女性，56岁，右肺原位癌，手术切除1年后，患者仍常觉胸闷、失眠、乏力，平素烦躁易怒，经全面复查后，各项指标无异常，建议她去看精神科医生。患者压力很大，不停地问"大夫，我是复发了吗？""大夫、我是不是精神不好？""我是不是抑郁症？"洪教授告诉患者目前可能处在围绝经期状态，身体阴阳不平衡，从而导致了失眠，继而出现了诸多症状，只要调整好睡眠，病就会好起来。洪教授结合患者舌红、少苔、脉弦细的特点，开具了天王补心丹加减，一周后患者复诊，症状明显好转，继续服药2周后痊愈。总结一下，这个患者有明显的焦虑抑郁倾向，经过辨证为阴虚火旺，给予滋阴清热之剂，加以心理治疗而痊愈，可见重视患者的心理因素非常重要。

三、天人合一，三因制宜

人与自然是一个有机整体。《黄帝内经》云"人以天地之气生，四时之法成""逆之则灾害生，从之则苛疾不起""天有四时五行，以生长收藏……冬伤于寒，春必温病；春伤于风，夏生飧泄；夏伤于暑，秋必痎疟；秋伤于湿，冬生咳嗽"。明确了四时气候的变化对人体生理、病理的影响，根据不同季节选择不同的治疗、预防原则，用药也应顺应春生、夏长、秋收、冬藏的自然规律。

中医通常会根据时辰、地域、人体特征等因素进行诊断治疗。从传统意义上来说，人是自然界的产物，人与自然界密切相关，因此外界环境的改变自然而然会影响到机体的变化。一年四季的变化、节气的交替都会直接或者间接地影响人的身体生命活动，进而影响人的新陈代谢及生理活动，在诊断治疗过程中，需要根据当地的环境气候及人体体质的不同对患者进行诊治。

　　洪教授非常强调因人、因时、因地制宜，将《黄帝内经》"天人合一"论贯彻于诊疗中。针对患者性别、年龄、职业、体质的不同，参以辨证。如年轻女性多肝郁血虚、体胖男性多痰湿、年长者多肾虚。治疗时结合四时的不同，春季常用疏肝之柴胡剂，夏季常配伍化湿之藿香、佩兰等，冬季则多选地黄丸加减以补肾填精；对于病情稳定的慢性病患者，常常使其于冬至之日起服用滋补膏方，滋养五脏，养精蓄锐，提升来年的脏腑升发功能。宁波地区为沿海城市，气候潮湿，居民食用海鲜较多，用药时多加用清热化湿之剂，且注意调理脾胃，从而促进水湿运化。

第二节　辨证与辨病理论

　　我国最早的医学典籍《黄帝内经》中记载了治疗疾病的 13 张方，多是一病一方，均为单验方，这应该是有记载的最早的辨病依据。到了汉代，医家们对疾病的研究更仔细、更全面，疾病的分类也更明确了。如张仲景所著的《金匮要略》是我国现存最早的一部研究杂病的专书，是治疗杂病的典范，各篇都是以"辨病脉证并治"为题，强调了"辨病为第一"的思想。明朝有了张景岳的《景岳全书》，此书为后世中医内科学的样板，现代内科学所列的篇名，都是在此书的基础上编纂出来的。从此，疾病的病名有了统一的模式。而张仲景所著的《伤寒杂病论》熔医学理论与方药为一炉，采撷《黄帝内经》《难经》等经典著作，确立了理、法、方、药的理论体系，奠定了中医辨证论治的基础，以六经辨伤寒，以脏腑论杂病，使中医基础与临床紧密结合。

　　辨病与辨证是中医诊治过程中的两种方法，这两种方法既有联系又有区别，又可谓一体。辨病，就是辨别疾病；辨证就是我们所说的辨证论治，是中医学的特色和精髓，其强调施治以辨证为基础，由四诊分析得到疾病的证候性质，进而确定相应的治疗方法。中医学强调的辨证论治，并非只辨证而不辨病，而是在辨病的基础上，分析、归纳疾病所处的阶段性质，对证治疗，才能药到病除。在西医学发展迅速的背景环境下，中医临证亦应与时俱进，在强调辨证的同时，更必须重视辨病；而辨病不应拘泥于中医的病名，更应该结合西医病名对疾病做出客观准确的诊断。通过辨证辨病结合，能够提高诊断的准确性和治疗的有效性。

洪善贻教授极为重视《伤寒论》和《金匮要略》，认为张仲景用精练的语言给出了诸病、脉、证并治的规律，认为其辨证论治思想是中医临床医生进行诊疗的基础。中医论病，是对疾病发生、发展全过程的特点与规律的概括；证，是指疾病某个阶段在个体上的反映。有病始有证，辨病方能识证，识其证而后可施治，故病、证密不可分。医者能辨病，把握疾病的本质及其传变规律，治疗才能有章可循、不乱阵脚。辨病识证，方为仲景之规矩。洪善贻教授认为中医治疗疾病，要辨病与辨证相结合，辨病有利于把握疾病过程，辨证则反应病变的本质矛盾。他认为在辨病与辨证中应当更加重视辨证识机，对疾病病机的把握是医者遣方用药的基础。

在临床工作中，只辨证不辨病，不能从全程上把握疾病，尤其是西医的病，比如糖尿病、高血压、肿瘤等疾病早期，患者无临床症状可辨，但诊断已经成立，就应该开始治疗。同样，有些患者经过辨证论治后症状改善，虽然西医学指标异常，也仍然需要治疗。因此，洪教授认为要做到不误治，必先做到不误诊，主张辨病辨证结合互参。既要重视辨证，也要重视辨病。

辨证和辨病各有优势，应当是在辨病的范围内辨证，在辨证的基础上进行治疗。一方面，疾病的本质和属性往往通过"证"表现于临床，"证"是认识疾病的基础；另一方面，"病"又是"证"的临床反映。只有在辨"病"的基础上，才能对辨脉、辨证和论治等一系列问题进行较全面的讨论和阐述。辨证论治是中医整体观念的最好体现，视人体自身、人与自然界为有机的整体，在诊断和治疗中很好地考虑到个体差异以及外界因素对个体的影响，使治疗具有极强的针对性和灵活性。当然，辨证也有一定的局限性，辨证是通过四诊收集证候，同样一个患者，不同的医生诊病就有可能出现不同的结果，这样就有可能削弱辨证的优势。若患者没有任何不适，仅有西医学指标异常，中医可能就会陷入"无证可辨"的尴尬境地，病证结合则可以为临床诊治疾病提供更好的思路。

中医的很多病名主要根据某一个或者几个突出的症状或体征而确定，特异性差，难脱以症状为主的窠臼。而西医诊断疾病是建立在解剖学、生理学、生物化学、细胞学、微生物学、病理学等西医学科学技术基础上，对疾病的认识更细致、深入、具体，其特异性、针对性、可重复性更强。西医的先进诊疗技术又为诊断疾病提供了不可比拟的优势。例如：一个便血患者，不管是到中医院，还是综合医院的中医科，都会进行相关检查，明确其是胃炎、胃癌、溃疡性结肠炎、直肠癌、结肠癌以及痔疮等疾病中的哪一种，尽管治疗时可以根据辨证得出相同的"证"，予以相同的方药，但不能仅以"肠道湿热""脾胃虚寒"等为诊断，因为这些证候诊断难以把握其预后。使用西医的病名进行辨别可以做到相对准确、客观，精确判断病因、病位，对判断预后也有重要意义。

在辨清"病"以后，下一步是辨证，包括八纲辨证、六经辨证、三焦辨证、脏腑辨证和经络辨证等，有一点需要指出的是，还应将微观辨证作为一种辨证的方法。中医微观辨证就是利用西医学的各种检测方法诊察人体内部的组织结构、功能代谢等微观变化，并用中医理论分析其病理变化，归纳辨别证候。西医学的发展，已在疾病的诊断与鉴别诊断方面卓有优势。中医重视整体宏观辨证，西医辨病重视局部微观，现代临床中医医生除了采集四诊资料，还要借助测血压、血液生化指标、心电图、B超、CT、MRI等检查手段辅助诊断，并可以使治疗目标客观化。

现代化的辨证和辨病相结合，并不是否认辨证论治的重要性，而是在中医理论指导下，立足辨证论治，广泛汲取和采纳现代科学技术手段，逐步形成具有中医特色的诊断模式并用于指导治疗，既不失中医特色，又能更好地指导临床，达到相得益彰之效。例如：慢性萎缩性胃炎患者表现为乏力、纳差、面色萎黄、畏寒喜暖、胃脘灼热、舌质红、苔白、脉细数，辨证为"脾胃虚寒"，行胃镜检查见胃黏膜红白相间、局部充血、红肿糜烂、黏膜下血管网透见。分析其胃镜下表现：黏膜色白变薄属气血不足，黏膜失养；血管网显露则是气血运行不畅夹瘀的表现。这些与全身表现的证候是相一致的，但局部黏膜红肿为夹瘀热。瘀热的产生从中医理论分析也是讲的通的：脾胃运化失常，中焦气机阻滞，郁而化热，血受热则瘀，故见热壅遏气血的血瘀证。

对于中医诊断来说，洪教授认为辨病和辨证都非常重要，他更重视辨证，注重抓病因病机，认为治法从病机出，方剂依治法制，治疗疾病的关键在于病机的把握，病机抓准了，便是成功的第一步。中医治病主要不是着眼于病，而是着眼于患者的主观感受。如治疗不寐，临床上可见心脾两虚、阴虚火旺、心胆气虚、痰热扰心、肝郁化火等证，从而选用相应的方剂治疗；而心悸、眩晕、崩漏、吐血等不同类型的病，只要是脾气虚的证候，均可以采用健脾益气的治疗方法。临证要遵循"观其脉证，知犯何逆，随证治之"的原则。在临床治疗时，只要辨证准确，不管辨病如何，都可以"同病异治"或"异病同治"。

第三节　标本治疗理论

一、中医学中"标本学说"的含义

标本的本义分别指草木的末梢和根茎。《素问·移精变气论》所言"治以草苏草荄之枝，本末为助"之本，即用的是"本"的本义。在"标本"本义的基础上，《黄帝内经》对其予以引申运用，使"标本"的含义有了较大的扩展。

"标"在《黄帝内经》中尚被引申为"首、开始"，《素问·天元记大论》云："少阴所谓标也，厥阴所谓终也。"张介宾注："标，首也；终，尽也。六十年阴阳之序，始于子午，故少阴为标。"其次，"标"与"中"相对，又指"表"或"外"，如《素问·六元正纪大论》云"夏气始于中，冬气始于标"。高士宗谓："夏火之气从中而布于外，故夏气始于中，冬藏之气从表而归于内，故冬气始于标，标犹表也。"

《黄帝内经》对"本"的含义引申较多，主要为下述5种。①根基、根本的东西。《黄帝内经》认为天地自然为自然界万物生杀变化之本，精为身之本，脏腑为生命活动之本，胃为五脏之本，如《素问·生气通天论》言："夫自古通天者，生之本，本于阴阳。"《素问·金匮真言论》云："夫精者，身之本也。"《素问·六节藏象论》则指出"心者，生之本……肺者，气之本"等。②病因、病源。《灵枢·寒热》云："鼠瘘之本皆在于脏，其末上出于颈腋之间。"张介宾注曰："大抵因郁气之积，食味之厚，或风热之毒，结聚而成，故其所致之本，皆出于脏。"③指端。在人体上，指端相对处于下部，又是十二经脉的起始部位，故称为"本"。如《素问·气府论》言："肘以下至手小指本各六俞。"④特指阴茎根干部，或面部望诊时人中沟上部。《灵枢·五色》云："男子色在于面王，为小腹痛，下为卵痛，其圜直为茎痛，高为本，下为首。"李中梓注："在人中上半者曰高，为茎根痛，在人中下半者为茎头痛。"⑤标本，样本，用以反映整体状态的一个部分。《素问·阴阳脉解》言："四肢者，诸阳之本也。"《灵枢·经脉》云："唇舌者，肌肉之本也。"《灵枢·五变》云："颧骨者，骨之本也。"张介宾注："目下颊者曰颧，周身骨骼大小，可验于此。"

　　总之，"标本"有各种含义，可因人、因地、因时以及因病等不同情况有所区别，如：以正邪而言，正气为本，邪气为标；以疾病而言，病因为本，见症为标；以发病时间言，先病、痼疾病为本，后病、新病为标；以六气与六经而言，六气为本，六经为标；以经脉言，起处为本，过处为标等。中医学中的标本理论是建立在整体观念、证变治亦变的基础上，因而是相互联系的。如伤寒太阳病的病因为伤寒，则以伤寒的"病因"为本，以"脉浮，头项强痛而恶寒"的证候为标。又如，我们在临床见到的肝阴不足、肝阳上亢而导致头晕头痛的病症，此头晕头痛为标，肝阴不足、肝阳上亢可为之本了。综上而言，"本为主，标为客；本为体，标为用"。明确"标本"的精神实质，才能灵活地运用到临床实践中去。

二、标本与辨证

1. 标本与阴阳、表里

标本与阴阳、表里之间是有一定联系的，如王子接校订的《标本论》上说"以身论之，外为标，内为本，六腑属阳为标，五脏属阴为本"。由此见之，标本与阴阳的含义似乎相差不多，然而从多方面对勘它们的性质却完全不同。如《素问·阴阳应象大论》中说"阴在内，阳之守也；阳在外，阴之使也"，就不能说成是"本在内标之守也，标在外，本之使也"了。再从标本与表里来看，从病例来讲，病在表为标，病在里为本，这能否理解成"表为标，里为本"呢？实则不然，如《伤寒论》第40条云："伤寒表不解，心下有水气，干呕发热而咳，或渴，或利，或噎，或小便不利，少腹满，或喘者，小青龙汤主之。"这是伤寒表证不解，兼有里证，此邪留于胃，故干呕而噎；水寒射肺，故呕而喘；水停则气不化津，津液不升故渴；水蓄下焦，则小便不利而少腹满，治则应以克寒邪之小青龙汤主之。此例虽可见里证，但其本仍是寒邪，标为所见之症，所以就此例而言，不能说成"里证"是本，而"外邪"为之标。综上而言，标本与阴阳、表里可以这样看待：阴阳是论其本气本质，表里是论其部位深浅，而标本是论其作用变化的。为此要从本质上分清标本、阴阳、表里的特异性及运用规律，更好以其理论指导实践。

2. 正气为本，邪气为标

所谓正气，是指人体的机能活动及其抗病能力；所谓邪气，是指六淫、七情以及饮食劳倦等一切内外致病因素，亦即

"致病之谓邪"。疾病是正邪双方抗争的结果。在疾病过程中，二者必有一方占主导地位，这就是本；而另一方占次要地位，这就是标。标本是根据疾病具体过程确定的。现在一些医籍根据"内因是变化的根据，外因是变化的条件"和"正气存内，邪不可干"的道理，提出了"正气为本，邪气为标"的说法。笔者认为，因为疾病虚实的产生，正邪双方的主次地位是可以变化的，正如张景岳所说"虚者本乎元气，实者由乎邪气"，所以可以说，实证以邪为本，正为标；虚证以正为本，邪为标。由于正邪标本地位的不同，从而产生了"祛邪以安正"和"扶正以祛邪"两种治法。正邪还会因一定条件相互转化，如气血为人体生存的根本物质，但因某种因素导致气滞时，就成为致病邪气；再如六淫与疫病之气等病邪侵犯人体使人发病，然而病后或预防接种后产生抗体又增强了正气。因此，如果用标本把正邪的含义固定起来，治法上的主次地位就不会有变化，促使正邪关系转化的一切防治手段就不会产生。

其次，正邪双方的主次地位和由此确定的治疗手段也是根据疾病的具体病程而确定的。从发病来看，《素问·标本病传论》说"病发而有余，本而标之""病发而不足，标而本之"，认为病邪为本，人体正气为标。然而就治疗的手段而言，正邪的这种标本主次地位就变化了。一切治疗手段，都是为了扶助正气。而祛除邪气，没有"正"就不能祛邪，所谓"胃气一败，百药难施"就是这个意思。

3. 旧病为本，新病为标

旧病为本，新病为标的提法，大概是根据《素问·标本病传论》中"人有客气，有固气"一句演绎而来的。《素问·标本病传论》中列举了先病后病、标本治法的例子。但是，这里的先病、后病、新病、旧病也不是一成不变的。如"先病而后生中满者治其标，先中满而后烦心者制其本"一段，前者因热引起中满，热是本，中满是标；后者因中满引起烦心，中满是本，烦心是标。我们可以这样理解：先热可以引起中满，中满也可以引起烦心。可以看出，同是中满，在疾病的不同阶段，可以是新病，也可以是旧病，可以是标，也可以是本。所以标本的地位不是固定的，而是随着疾病的发展而变化。新病可以变为旧病，旧病也可以变为新病；标可以变为本，本也可以变为标。

4. 标本的互移

从中医学的标本学说来看，在很多情况下，标与本的相互影响和转化是其中极为重要的机制之一。如《伤寒论》太阳篇第 91 条："伤寒，医下之，续得下利清谷不止。"此为里虚。又"身疼痛者，急当救里。后身疼痛，清便自调者，急当救表。救里宜四逆汤，救表宜桂枝汤"，此"身疼痛"是太阳表证，由于误下而里虚，则下焦元阳不煦，以致"利清谷"，此腑为太阳里证，然此里证非之本也，因是病之所变，故应移之为标；而表证是病之源，故应移之为本。证变治亦变，故依急则治其标的原则，应先进四逆汤救其里；待里气恢复，"清便自调"后再进桂枝汤以解其表（本）。这是仲景先师不乱标本分寸，需相移则相移、需先急则先急的标本变移律范例之一。所以我们学习运用标本就是要认识到它们之间的关系是一个整体，尤其是当遇到"似本之标，似标之本"之际，要认识到它们之间是可互相变移的。如《素问·标本病传论》中说"逆从得施，标本相移""间者并行，甚者独行"，从而有取标而得者，有取本而得者，只要了解疾病标本的变移后灵活掌握，自然辨证明确。

第四节　中西合参学术理论

所谓参合，指验证相合、并列、符合，语出《韩非子·主道》："知其言以往，勿变勿更，以参合阅焉。"洪老认为医学上的中西合参是指在基础理论上中医的传统学术思想能被西医学先进的研究不断验证，而在临床上汇通中西，各取所长，最终以临床疗效服务患者。洪老年近耄耋，"发皇古义""融会新知"，仍不断学习西医学新进展，充实治疗手段。

一、中西合参之学术渊源

西方医学自明末清初传入中国后，对中医学发展产生了一定影响，中国许多有识之士开始认识到西方医学的优点，开始研究西方医学。至 19 世纪中叶以后，西医大量传入中国，传教士的到来，大量西医书籍被翻译，建立的西医学校、医院，吸收留学生，迅猛地冲击了中国的传统医学。面对这一严峻局面，中医界中出现了分化，一些人认为中医学已尽善尽美，无须向别人学习；另一些人认为中医学一无是处，要全盘接受西医学的内容。但还有许多先贤致力于两者合参的研究，产生了中西汇通派。中西医汇通派是受西方医学影响而出现的融合中、西两种医学的流派，该学派在特定的历史条件下所诞生，既用传统的中医思维思考问题，又利用现代的西方医术解决问题。其中著名代表人物有唐容川、张锡纯、朱沛文、恽铁樵等，他们认为中西医各有所长，必须吸取西医之长，为中医所用。因各自观点与研究方法的不同，所产生的结论颇有差别，但有一点基本共识，即皆认为中西医是可以汇通合参的。

清代医家唐容川著有《中西汇通医书五种》，主张"好古而不迷信古人，博学而能取长舍短""不存疆域之见，但求折中归于一是"，其学术观点基本上是洋务派"中学为体，西学为用"思想在医学领域的具体运用。唐氏认为"中西学理原相一致"。这一思想，为大多数持中西医汇通观点者所接受。

近代医家张锡纯著有《医学衷中参西录》。所谓衷中者，根本也，是立业之基；参西者，辅助也，借鉴有益的。张氏主张"西医用药在局部，是重在病之标也；中医用药求原因，是重在病之本也。究之标本原宜兼顾""由斯知中药与西药相助为理，诚能相得益彰"，有"西医新异之理，原多在中医包括之中"之论。

近代医家朱沛文著有《中西脏腑图像合纂》，主张汇通中西，以临床验证为标准求同存异。如他在"肝脏体用说"里，认为中西医对肝的作用有些认识是可通的，有些则不能通。比如中医学说肝藏魂、肝主筋、肝藏筋膜之气，而西医学说肝之用主生胆汁而已。在肝生胆汁方面，中西医是可通的，其他则不通，应互存其异。对肝的位置，他认为中医历代书籍记载不一，说肝在右则与西医暗合，至于《黄帝内经》的"肝生左""肺藏右"，是指肝气行左、肺气行右，不是指位置，较合理地解释了中医藏象学说与西医的解剖不尽相同的道理。远在 100 年前，朱氏就指出了中西医学方法论的不同，是难能可贵的。

近代医家恽铁樵著有《药庵医学丛书》，强调中西两种医学各有长处，有中西医"殊途同归"之见。欲使中医学进步演进，必须取长补短，主张在继承前人学术思想的基础上"吸取西医之长与之合化以新生中医"，但同时亦强调"断不能使中医同化于西医，只能取西医学理补助中医，可以借助他山，不能援儒入墨"。

此后中西医合参学术思想浮浮沉沉，直到中华人民共和国成立后，中医药发展迎来了春天，中西医结合，开始是以中西医团结合作为新中国医疗卫生事业服务为目标提出的，后演进为中西医有机结合在一起，产生新的医学体系，中西合参的探索也不断前进。目前中西医结合的理论及实践不断进步，一大批中西医结合医院及学者涌现，从国家至地方都设有中西医结合学会，中西医结合更是成了单独的学科分类，从事中西合参的队伍不断壮大，使传统的中医及中医人焕发了新的生机，开辟了新的研究方向，丰富了中医药的理论及临床应用。

二、求学的影响

张明权、徐嵩年、钟一棠，是洪善贻中医之路上的三位恩师，对他影响最深，帮助最大。在他们身上，他不仅学到了救死扶伤的医术，还有仁心仁术的医德。这三位老师都毕业于同一所学校，暨上海中医药大学的前身——上海中医学院。

上海是近现代中国中西汇通最著名的城市，在这样的社会环境下，各行各业都是中西汇通的大熔炉，中医药教育亦同。1925年，恽铁樵仿效西方函授教育形式，创办了恽铁樵中医函授学校，主张"取西国学理，补助中医"的改进中医思想。
1927年，王一仁、秦伯未、许半龙等创办了上海中国医学院，
以"发扬中国医学，融合现代知识，培植国医人才，为社会服
务"为办学宗旨，在教学中打破中西医成见，博采众长。1936
年创办的新中国医学院，立足于"研究中国历代医学技术，融
化新知，养成国医专门人才，增进民族健康"，在教学中融中西
医学于一炉并融会贯通，以培养中医科学化人才为学校教育目
标，其中上海中国医学院和上海新中国医学院皆是上海中医药
大学的前身。

近代上海名医辈出，特别是中西医合参的名医大家如丁甘
仁、恽铁樵、秦伯未、陆渊雷、程门雪、祝味菊等对中医药的
传承发展，特别是对中西医结合事业的发展做出过巨大的贡献。

洪老毕业实习时，被分配到嘉兴市第一医院，师从名老中
医张明权老先生，在张明权老先生的谆谆教导下，洪老不但加
深了中医经典理论的学习，更是对其守正创新的学风崇拜不已，
于是不断学习西医学的知识，为今后中西合参的学术风格打下
基石。1974年，洪老回宁波工作后，成为全国名老中医、首任
宁波市中医院院长钟一棠的弟子及学术继承人，钟一棠先生不
但中医功底了得，也不排斥西医学，洪老边学习边探索，进一
步加强了中西合参的理论基础和实战技巧。

洪老在恩师的教导下，从接触中医就受到中西医合参思想
的影响，以扎实的中医经典理论为基础，接受、学习西医学的
内容，从而善于辨治由西医学治疗而产生的新疾病。

三、中西合参学术思想

洪老认为无论是中医还是西医，作为医学而言，都是研究人体生理、病理及治疗等规律的科学，研究对象都是人，陪伴着人一生的生、老、病、死。因各自起源、文化背景、研究方法有所不同，中医的起源与发展受到"儒、道、释"的影响，导致基本理论和体系与西方医学不同，但二者仍然有共同的规律。因为人的生命活动有其规律，对这些规律的认识方法不一，而产生了医学中的各种派别。这些派别的产生，又都建立在对生命活动规律认识的基础之上，因而是可交通的，正所谓殊途同归。

虽然目前有些人认为二者所谓的结合牵强附会，只不过是形式上的捆绑，如中西药合用，以西药治急症，以中药治慢病等。这些探索当然也有一定意义，但仍欠缺根本上的结合。究其主要原因，洪老认为在于两者都还未发展到一定的阶段，如西医学已发展到基因分子水平，但对不少疾病，仍缺乏切实有效的治疗办法。比如在恶性肿瘤的认识方面，虽然各种基因的突变和治疗靶点在不断涌现，但除早期手术外，尚无更好的办法，而中医根据自己的理论体系来辨证施治，确有许多成功的案例，但往往局限于个案报道，缺乏科学手段的整理使之推广。目前通常采取"西医攻癌、中医扶正"这一中西结合疗法，虽可使疗效提高，并有一定临床意义，但从长远看其价值有限。只有将基本理论和临床治疗有机地融会贯通，才能打开新的局面。因此，洪老认为目前的医学发展阶段只能称为"中西医合参"，离真正的结合还有很长的距离。

　　洪老主张，中西医学各有长短，理念上应互相取长补短。中医以整体观念为主导思想，讲究动态平衡、天人相应、知常达变、治未病等。这些观念也越来越受到西医学的重视。例如生活节律对发病的影响已被西医学所证实，这即是中医的"顺时摄养"的观点。而西医学的许多检测手段，检查方法以及实验技术也弥补了中医的不足，验证了部分中医的理论，丰富了中医治疗手段。

　　洪老常教导吾辈：西医发展迅速，中医对西医不能采取一味地排斥，中西合参才是正确的态度。并且叮嘱吾辈要不断学习西医学新的进展，不可脱离时代，闭门造车。

　　洪老对西医学各种新的检查项目和新的治疗手段非常感兴趣。新药导致的一系列副反应，洪老也能通过中医理论进行辨治，在临床上取得较好的效果。在恶性肿瘤治疗中，最近几年上市的抗血管生成的靶向药如安罗替尼、阿帕替尼、呋喹替尼、仑伐替尼等，常导致手足皮肤反应；部分化疗药如卡培他滨、替吉奥则常导致手足综合征。这些都是新时代遇到的病证，传统古籍中没有记载，洪老通过大量临床观察，仔细推敲，总结了其病因病机的特点，创制了新的方药——"艾红双藤煎"。应用其外洗患处，效果良好，可改善患者的症状，提高患者的生活质量。其相关的研究文章也已发表，该方还入选了浙江省名中医"百医百方"。

第五节　传承与创新

中医药学有数千年的历史，是中国人长期和疾病做斗争的经验总结，是中国优秀传统文化的一个重要组成部分，为中华民族的繁衍昌盛做出了巨大的贡献。在历史长河中，中医药之所以能生生不息，不断发展壮大，最重要的是在于传承与创新。洪善贻教授也深深体会到了传承创新在中医药发展中的重要性，身体力行，年至耄耋，仍孜孜以求于经典，夙兴夜寐于新知，在临床、教学中不断进步。

从传承言，洪老的学术渊源来源于著名的孟河医派，其授业恩师中上海的徐嵩年先生、嘉兴的张明权先生皆是孟河医派传人，又师从宁波钟氏内科钟一棠老先生。从创新论，洪老注重中西合参，善于在融汇经典的基础上开辟新局，善于辨治新时代治疗模式下出现的新病症。

一、渊源于孟河医派

"吴中医学甲天下，孟河医生冠吴中"，孟河医派以高深的学术造诣、丰富的临床经验、众多的名医名家，成为中医学历史长河里一颗璀璨的明珠。孟河是位于江苏南部武进县西北的一个小镇，历史上被称为"孟城"。孟河医名起源于明熹宗启元年（公元 1621 年），在朝为官的费尚友为逃避以魏忠贤为首的阉党对东林党的迫害，辞官还乡，举家离开镇江，迁居孟河，他抱着"不为良相，则为良医"的儒家思想，隐于岐黄，开创了孟河费氏的医人生涯。清末民初，逐渐形成了以费伯雄、马培之、丁甘仁、巢渭芳四大家族为主的孟河医派。孟河医派开启于费尚有、马荣成，繁盛于费伯雄、马培之，发扬于巢崇山、巢谓芳、费绳甫、丁甘仁等人。孟河医派迄今已绵延传承三百余载，成为当前较有影响力的中医流派之一。2009 年，首次评选的 30 位中国国医大师中，有孟河医派传承背景的就有 6 位。

孟河医派学术思想主要特点可以总结为：一归醇正、不泥古方、博彩众学。"醇正"，即是费伯雄所谓的"吾之所谓醇者，在义理之得当，而不在药味之新奇"。只有以岐黄、仲景为代表的中医经典，才是醇正之法，正如其《医醇賸义·四家异同》云："仲景，立方之祖，医中之圣。所著《伤寒》《金匮》诸书，开启屯蒙，学者当奉为金科玉律。后起诸贤，不可相提并论。"纵观孟河医派的代表人物及其学术著作，可知自费伯雄起，历代孟河医家潜心研究《黄帝内经素问》《灵枢经》《伤寒论》《金匮要略》等医学名著，至丁甘仁亦推崇醇正之法，尤以张仲景《伤寒论》为经纬，临证处方以六经辨证为纲。他认为把握六经分治准则是分析病情、辨证用药的关键，曾谓："临证有两大法门：一为《伤寒论》之六经病，一为《金匮要略》之杂病，皆学理之精要，治疗之准则，此二书为中医辨证论治的主要依据，缺一不可。"在查阅费伯雄、费绳甫、马培之、丁甘仁等医家的医案时，可以发现他们在讲述临床经验时，遇到脉理精奥处，皆取经典之训，组方用药更以仲景之方为基础。由此可见，孟河医派十分注重对经典医著的研究，并以此为基础指导临床的实践。

但孟河医派也不是全盘采用经方而不变通，中医学注重经典，但亦会根据时地之不同，有所变化，正所谓守正创新之义。孟河医派借鉴于秦汉以后各家的著作，取其精华，弃其糟粕，宗古人之意而不拘泥古方，并且在长期的临床实践中逐渐探索而形成了自己独特的医疗风格。费伯雄曾言："四大家者，乃张子和、刘河间、李东垣、朱丹溪也。就四家而论，张、刘两家，善攻善散，即'邪去则正安'之义。但用药太峻，虽有独到处，亦未免有偏胜处。学者用其长而化其偏，斯为得之。"

孟河医派这种守正创新的学风深深影响着洪老，平时洪老在辨治时言必称经典，其中《黄帝内经》《伤寒杂病论》是洪老最常提及的经典。建立全国名老中医药专家传承工作室以来，洪老不顾年老疲惫，还定期向弟子们授课，督促年轻学生学习经典，时时处处体现着费伯雄"一归醇正"的学风！

二、受业于徐嵩年、张明权

上海市龙华医院肾内科鼻祖徐嵩年先生、嘉兴市名老中医张明权先生皆是孟河医派的弟子，师从于丁甘仁，也是洪老的授业恩师。

徐嵩年先生善于诊治内科疑难杂症，尤其是肾与膀胱疾病。作为龙华医院肾内科的创始人，徐老先生一方面累积历代先贤及丁氏流派在治疗肾脏病方面的相关理论，另一方面也在不断创新。徐嵩年教授在临床、教学和科研方面均有建树，在上海中医肾病学科领域具有很高的声望，在全国中医界也确立了其学术地位。他中医功底深厚，将中医经典古籍中的许多方药在临床中不断应用和验证。其学术专著《肾与膀胱证治经验》，在肾病学界产生了广泛的影响。他提出的"治淋守四要，建功有效方"，治肾三法之"清热利湿""益气活血""阴阳互济、补涩并用"，在临床上均取得了良好的疗效。他治疗肾病的四个名方，即清利方、豆汁饮、固肾方以及温肾解毒汤，既是他学习无数古人经验后的总结，又是自己实践经验的总结，也是在临床上不断否定、不断提高、精益求精的产物。

徐嵩年先生对洪老的影响不单单在医学上，洪老常说"徐先生治学的最大特点就是不满足于现状，不断探索，不断进取，即使退休后仍孜孜求索"。洪老传承了这种宝贵的精神，即使退休后还在不断探索新时代西医学治疗下出现的新病证，例如辨治肿瘤抗血管生成药物治疗导致的手足皮肤反应，以及化疗药导致的手足综合征，创制"艾红双藤煎"，运用经典方越鞠丸、大补阴丸、虎潜丸、二妙散治疗乳腺癌内分泌治疗副反应等。经方新用，妙不可言！

张明权先生师从于丁甘仁，历任嘉兴市中医学会会长、理事、顾问，也是洪老的授业恩师。张先生临床擅长以中医药诊治再生障碍性贫血、慢性肾炎、肝炎、胃炎等内科杂症。洪老在嘉兴毕业实习时就是随诊于张老先生身旁，耳闻目染获益良多。

张老先生治学严谨、为人低调、严于律己、宽以待人，且乐观豁达、乐于助人。洪老也传承了这些优良的品格，即使后来身为宁波市中医院院长，也能低调干实事，扎实做学问。

三、精进于钟一棠

钟一棠医师出身于中医世家，太祖父钟文彩是草药郎中，曾祖父钟成瑶是自学成医，祖父钟章元正式业医，擅长妇科，名噪宁波。其父钟纯伴，字鲁芹，幼从父习岐黄。既成，为人诊疾甚谨，细察明辨，把握分寸，危重险症，每多获效，伤寒温病，尤属专长。其兄钟一桂，幼承父业，受王孟英学术思想影响较深，善治温病时疫，辨证用药，自具特色。钟一棠自幼受家庭影响与熏陶，有志于医，以仁术济世。在他15岁时，以同等学力考入上海中医专门学校（以后改称上海中医学院），从此在程门雪、秦伯未、黄文东等名师教导下，系统地学习了中医学基础理论和临床各学科，实习两年后，悬壶于甬城，为宁波钟氏内科第四代传人。

钟老先生熟谙中医典籍，临床经验丰富，医疗技术上博采众长，精益求精。他辨证精细，处方简洁，用药灵活，擅治伤寒温病，长于内科杂病，处理危急重症，艺高心细，常获良效，形成了自己独特的学术思想。

钟老的学术思想和观点是主张"古今中外兼收并蓄，反对宗派一家之言""古为今用，西为中用"。他说："自仲景以后历代医学多有各自的临床经验和心得发挥，如隋朝巢元方等所撰《诸病源候论》罗列了许多疾病与症候，在《伤寒杂病论》的基础上有不少的补充。金元四大家对于内科病证治各抒己见，互为交流则更完整。明代李时珍对于药物扩充并科学地纲目分科，清代温病学说兴起有利于热性传染病的治疗。近代医家学术上犹若百花齐放，推陈出新。更有西医学与仪器的帮助，使中医药学不断向前迈进。社会在前进，科学在发展，不可故步自封。"其学术思想观点如是之说，自然吸收各家之长，融会贯通化作一炉。他指出："江南一带病温者多，当推温病学，并可与《伤寒论》联系；杂病之治首宗《金匮》，又须结合金元诸家之说。"临床运用自如，他在前贤的学术基础上又有自己的临床特点，概括起来为"遣方用药、首重脾胃、立法有度""杂病之治、益气补肾""古今医方、融会贯通""成败经验、诲人律己"。

1977年，洪老成为钟一棠老先生的弟子，后又被选定为学术继承人。钟老先生既是洪老的老领导，又是先生，还是亲戚，几十年在医术和工作上的帮助，使洪老对钟老先生感激尤甚。钟老以102岁的高龄驾鹤西去后，洪老每每想起随钟老先生学习、工作的往事，就感慨不已，更坚定了他传承钟老先生医德、医风、医术的信念。

四、创新一派

在几十年的跟师学习和临床实践中，洪老传承了孟河医派、钟氏内科的学术特点，又在此基础上有自己的创新，概括起来最主要的特点为：推崇经典，注重预防；四诊入微，不可偏颇；调补脾肾，注重气机；用药清灵，和法缓治；与时俱进，别开生面。

1. 推崇经典，注重预防

洪老最为推崇《黄帝内经》，他说："这是传统医学四大经典著作之首，《黄帝内经》不仅是第一部中医理论经典，也是第一部养生经典，还是第一部关于生命的百科全书。"孟河医派"一归醇正"的学术风格深深影响着洪老，《黄帝内经》《伤寒杂病论》是洪老教导弟子需要反复学习的著作。他还推崇"上工治未病"、无病先防、有病早治、防重于治的观点，十分注重对于亚健康人群的调治，是宁波最早开展膏方门诊的中医药专家，并常年在宁波老年大学讲授中医药保健课程。

2. 四诊入微，不可偏颇

在临床上，洪老坚持望、闻、问、切四诊合参，必详诊细参，提出望精、问详、闻真、切细，并结合西医学的理化检查，做到辨证和辨病、整体辨证和局部辨症相结合。对现在许多医师渐渐放弃四诊合参的做法，洪善贻教授痛心疾首："现在好多医生都不搭脉了，因为患者多，没时间，但这不是一个好现象。"他认为中医的传承不仅仅是医术、膏方，还有这些诊断方法。

3. 调补脾肾，注重气机

先贤有云"肾为先天之本，脾为后天之本"，洪老认为"先调后天为要，再固先天为本"，从脾肾入手治疗各种慢性病及疑难杂症。根据脾胃为气血生化之源，认为凡病之发生与转归莫不与脾胃有关，察病者必先察脾胃强弱，治病者当时时照顾脾胃，刻刻保养胃气，方可进而图功，外感内伤莫不如此。临证遣方用药，首重脾胃，必先察脾胃之强弱，补勿过腻，攻勿太过，寒勿过偏，热勿过燥，紧紧抓住健运之机，以不伤脾胃为限。如补剂中必加谷芽、麦芽、陈皮，服药择时，注意食养，而服药每择午后脾旺之时，且常告患者药补不如食补，谷、肉、果、菜食尽养之。洪善贻教授擅长老年病、消化系统疾病及肿瘤的诊治，特别是老年性眩晕、老年糖尿病及消化性溃疡等疾病。洪老对年迈、体虚、病久，以及急性热病后期患者每每从肾调治，以达缓图收功之效，认为以上证候日久必累及于肾，或损肾阳，或耗真阴，而肾为先天之本，一身阴阳之根本，不可不察。同时洪老治内科杂病，注重调畅气机，《伤寒杂病论》中就有许多辛开苦降的经典药对。华岫云曾云："脾胃之病，虚实寒热，宜燥宜润，固当详辨，其于升降二字，尤为紧要。"在洪老的方子时常能看到升麻、柴胡、半夏、竹茹、黄连、干姜等药对。

4. 用药清灵，和法缓治

洪老处方药味不多，注重少而精，简而廉，常教导弟子"用药如用兵、贵精不贵多"，认为方药越简洁越能体现医生对疾病把握的准确。他用药处方很少超过12味，且药价低廉，常于平淡中见奇效。和法是指通过和解、调和作用，以疏解邪气、调整脏腑功能的一种治疗方法，缓治是指治疗用药不求急切，缓慢图治，以复根本。"和法缓治"是孟河名医费伯雄提出的治疗大法，并且随后的孟河医家将其继承和发扬。

5. 与时俱进，别开生面

时代在进步，疾病谱在发生变化，很多过去常见的疾病随着治疗和检查的进步逐渐减少，取而代之的是恶性肿瘤、代谢性疾病、老年病这类发病率逐年提高的疾病。另外针对这些疾病，特别是恶性肿瘤放化疗、靶向治疗后会出现许多新的过去没有的病证，也需要现代的中医医家不断学习、不断研究，洪老耄耋之年，仍创制出了许多针对此类疾病的治法与方药，解决了很多患者的痛苦，可谓与时俱进，别开生面。

第六节　治未病理论

治未病是对中医预防医学的高度概括，在疾病的预防、诊治方面都有重要意义。将"治未病"的思想贯穿于临床，对疾病发生、发展的各个环节提前干预，促进患者早日康复，具有重要的指导意义。

一、治未病的渊源与含义

"治未病"一词最早见于《黄帝内经》一书，它提出了中医治未病的基本理论和实践框架。《素问·四气调神大论》云："是故圣人不治已病治未病，不治已乱治未乱，此之谓也。夫病已成而后治之，譬犹渴而穿井，斗而铸锥，不亦晚乎！"这是对治未病的最为经典的论断，明确提出了治未病养生"未病先防"的思想内核。《素问·上古天真论》云："恬淡虚无，真气从之，精神内守，病安从来。"《素问·阴阳应象大论》云："圣人为无为之事，乐恬淡之能，从欲快志于虚无之守，故寿命无穷，与天地终。"这提出了治未病的养生保健基本原则。《素问·八正神明论》中"上工救其萌芽"补充了未病先防的另一方面含义，疾病出现某些先兆，或处于萌芽状态时，应采取措施，防微杜渐，从而防止疾病的发生，即"欲病救萌"。

《金匮要略·脏腑经络先后病脉证》中"夫治未病者，见肝之病，知肝传脾，当先实脾"的论述进一步明确提出既病防变的重要思想。因为内脏疾病有可能按照五行相乘或相侮的规律传变，在治疗时就应当首先辨明有可能被传的脏器，从而采取相应的措施，以防传变。

此外，东汉华佗创立五禽戏健身法，晋代葛洪强调气功摄生，都对"治未病"的实践应用进行了深化。

唐代孙思邈是一位在"治未病"方面做出重大贡献的医家。他将疾病分为"未病""欲病""已病"三个层次，提出"上医医未病，中医医欲病之病，下医医已病之病"，认为医生和患者要"消未起之患，治未病之疾，医之无事之前"。他对"治未病"主要从养生保健和欲病早治的角度着眼，"喜养性者，治未病之病"，所著《千金要方》记载了大量养生延年的方法和措施，有很高的实用价值。中医治未病理论成熟于明清时代，这个时期的医学家们在临床实践中灵活应用了"治未病"理论，大大丰富了"治未病"的方法和手段。明末清初的喻嘉言也是"治未病"思想的大力倡导者，并专门撰写了《医门法律》，如《中风门》篇中的人参补气汤便是御外入之风的绸缪之计；又如《血痹虚劳》篇中对于男子平人谆谆致戒，是望其有病早治，不要等虚劳病成，强调于虚劳将成未成之时，调荣卫，节嗜欲，积贮渐富，使虚劳难成。

清代叶天士对于"治未病"研究颇深，明确提出"逐邪务早，先证用药，先安防变"等临床用药原则，他根据温病的发展规律，热邪伤及胃阴，进一步发展可损及肾阴，主张在甘寒养胃的同时加入咸寒滋肾之品，以防肾阴被损；《温热论》中提出"务在先安未受邪之地"的防治原则，可谓是既病防变原则具体应用的典范。如邪入营分而见斑疹隐隐，必须"急急透斑为要"，故用清热凉血之剂，使营血热毒得解；又如对"平素心虚有痰者"，治总兼以养心化痰，主张用石菖蒲、郁金、牛黄、至宝丹等开其闭，以防其"昏厥为痉"。

吴鞠通在《温病条辨》中提出保津液和防伤阴的治疗原则，提出要在温病治疗过程中注意步步顾护津液，与叶氏"务在先安未受邪之地"之意恰恰吻合，亦体现了治未病的思想。《丹溪心法》载："与其救疗于有疾之后，不若摄养于无疾之先，盖疾成而后药者，徒劳而已。是故已病而不治，所以为医家之法，未病而先治，所以明摄生之理。"

概而言之，中医"治未病"主要包括以下几个方面：①"未病先防"：在疾病未形成之前，对可能导致疾病的各种原因，采取针对性措施，预防其发生。主要是以养生为要，贯穿于日常饮食、起居、情志、欲望等方面，从而达到防病的目的。②"见微知著"：对某些疾病出现的前兆，早发现、早诊断、早治疗，及时把疾病消灭在萌芽状态。③"有病早治"：有了疾病应该及早对症治疗，不要延误病程，不要把小病拖成大病，轻病拖为重病。④"已病防变"：把握疾病的传变规律，及时阻止疾病的蔓延、恶化和传变。⑤"病后防复"：在疾病尚未发作的稳定期或间歇期即提前采取巩固性治疗或预防性措施，防止疾病的复发。

二、未病先防，养正祛邪

肿瘤与其他疾病一样，是"正""邪"二气交争结果，在正气不足，脏腑功能失调的情况下，易于发生肿瘤。正如《医宗必读》中所说"积之成者，正气不足，而后邪气居之"。且由于脏腑生理功能的失调紊乱，痰湿、热毒、瘀血等病理产物就因此而自生，形成了肿瘤发病的病理基础。明代张景岳云："脾肾不足及虚弱失调之人，多有积聚之病。"金代张元素《治法机要》云："壮人无积，虚人则有之，脾肾虚弱，气血两衰，四时有感，皆能成积。"因此，在肿瘤尚未发生之前，针对可能导致肿瘤的各种原因，如遗传因素、免疫因素、慢性疾病等内因，亦包括有毒致癌物侵袭等外因，加以防范，即所谓的肿瘤一级预防，从而降低肿瘤的发生率。主要体现在摄生方面，调情志，适起居，节饮食，慎劳作，长养正气，防止病邪的侵袭。

洪老认为，培养正气应当注意重视精神调节，加强体育锻炼，生活起居有规律性。平素心情舒畅，精神愉快，则有利于血脉流通，气机调畅，阴阳和调，正气充足，正如《素问·上古天真论》云："恬淡虚无，真气从之，精神内守，病安从来。"另外，在饮食方面勿使偏嗜、失节或食用不洁之品，忌食霉变不洁食物，少食油炸食物等。饮食和调，脾胃健运，就能化生精气，滋养人体，保持身体健康。如过食肥甘厚味则易助湿、生痰、化热等，如《医碥》中云："酒客多噎膈，好热酒者尤多。"江苏省启东地区原为肝癌高发区，经过"改水、防霉、治肝炎"的措施干预，肝癌发病率大大降低，即是一个实证。还需注意防范各种不利于健康的因素，起居有常，劳逸适度。从源头上预防是抗御肿瘤重要方法之一。目前，癌症仍然是危害人类健康前三位的主要原因之一。随着环境污染的加剧，生活节奏的加快，生活压力的增大，癌症的发生率呈上升趋势。中医"治未病"理念重视预防和保健，就是防患于未然，以控制癌症的发生和发展。

三、见微知变，癌前干预

恶性肿瘤的发生也是一个渐变的过程，将起之时必有先兆，此时急治其先，可收到良好的效果。正如《素问·阴阳应象大论》所云："善治者治皮毛，其次治肌肤，其次治筋脉，其次治六腑，其次治五脏，治五脏者，半死半生也。"癌肿早期常无症状或症状较轻，容易漏诊或延误诊断，临床医生要时刻牢记"治未病"的理念。如食管癌初发期患者一般无自觉症状，有的虽然有轻微或偶发的吞咽不适，仅在吞咽干物时有哽噎感，或胸骨后轻微灼痛，往往未被重视，而延误诊断和治疗。胃癌早期，由于症状无或轻微，进展缓慢，往往被误诊为胃炎或消化不良，甚至出现锁骨上窝淋巴结肿大时，症状仍不明显，直到患者体质消瘦，才去医院检查，但为时已晚。肺癌早期，症状轻微，甚至毫无症状，仅在 X 线检查时偶然发现。约 3/4 的早期肺癌可有不同程度的咳嗽。肺癌早期由于癌组织刺激支气管黏膜，发生顽固性呛咳或呈高音调的阻塞性咳嗽，无痰或仅有少量白色黏液痰，症状类似感冒或支气管炎，常被大家所忽视。乳腺癌早期无任何自觉症状，特别是年龄大的妇女，很少注意乳房的变化，常常忽视无症状的乳房肿块，等到肿块越来越大，才到医院检查，此时乳腺癌已经转移，失去手术机会。卵巢癌早期无任何症状，如妇女出现卵巢癌"三联"症状，即 40 岁以上妇女，有胃肠道症状，如腹胀、腹痛和较长时间的卵巢功能障碍，则应引起警惕。洪老指出，从中医"治未病"的观点来看，医务人员就要重视患者身体的微小变化，如吞咽干食有点哽噎时，应及时做钡餐造影检查或食管镜检查；向来食欲正常，一旦出现食欲不振、上腹部不适和体重下降时，应及时做上消化道钡餐造影或胃镜检查；对不明原因的咳嗽，尤其是阵发性喉咳要引起高度警惕，应及时拍胸部 X 线或 CT 检查。癌前状态指易恶变的全身性或局部疾病的状态，癌前病变指较易转变成癌组织的病理组织学变化。早期邪盛，正气尚未大衰，治疗重在祛邪，"当其邪气初客，所积未坚，则先消之而后和之"。如此，在癌前病变或癌前状态即加以治疗干预，既可提高治愈率又能防止其恶变。

四、既病防变，防止转移

疾病的发展和传变是有规律的。因此，在治疗时，可根据疾病的传变规律，"先安未受邪之地"，预先对可能受影响的部位加以固护，增强其抗邪能力。《金匮要略·脏腑经络先后病脉证》指出："夫治未病者，见肝之病，知肝传脾，当先实脾。"这是运用五行乘侮规律得出的治病防变措施，按照五行相生相克的理论，肝属木，脾属土，肝木最易乘克脾土，故治疗肝病时，应配合适当的健脾和胃药。中医对肿瘤转移的认识，可以追溯到《黄帝内经》，其指出脏腑之间，生理上存在着相互滋生、相互制约的生克制化关系；病理上存在着相互影响、相互传变的乘侮亢害关系。一脏有病，可依据自身规律而影响他脏。《素问·玉机真脏论》指出："五脏受气于其所生，传之于其所胜，气舍于其所生，死于其所不胜。"一脏有病可以影响相关的脏腑，故治疗肿瘤转移必须从整体观念出发，联系脏腑之间存在的生克乘侮关系，先治或先安未病脏腑，以阻断疾病的传变途径，防止疾病发展。中医从整体观念出发，以辨证论治为基点，根据肿瘤的发病特点及临床表现进行治疗。处方用药先专攻一路，同时再多方位入手，提高机体正气，防止复发及转移。肿瘤患者手术以后，一般都要进行放化疗，放化疗虽对肿瘤有消除抑制作用，但对人体正气也会造成一定程度的损伤。患者会出现一些机体正气虚损的症状，比如白细胞减少、全身疲乏无力、肢体疲软、精神不振、动辄气短、头发稀少枯干、盗汗、面色无华等。此时予以扶正祛邪，使机体正气振奋，是一个很有效的办法。中医在治疗肿瘤时"力顾脾胃，调和气血"的原则是精华所在。"贪生怕死，要求长寿，乃人之常情"。载圣在《礼记》记载："生，人之始也；死，人之终也；始终俱善，人道毕矣。"孔子说："未知生，焉知死。"人应该立足于生，但死亡是人生的必然归宿，死亡就是回归自然。在长期的临床工作实践中，洪老观察到有不少危重患者或身患绝症者凡能坦然自若、乐观开朗地面对病情，积极配合医生诊治的，大多抗病能力强，元气恢复快，病情逆转，甚至完全康复。而越是忧愁恐惧怕死的患者，则精神崩溃，气血耗散，病情加速恶化，多预后不良。中医学认为，患者的精神状态是本，医生的治疗措施是标，医生的治疗是通过患者的抗病能力才能发挥治疗效应，如果患者精神已经崩溃，那么再好的治疗措施也无济于事。所谓"标本不得，邪气不服"。

五、病后调摄，慎防复发

对于肿瘤的"治未病"理念，还应包括病后调摄，采取各种措施，防止宿疾的复发。恶性肿瘤在早、中期经过根治手术，或经过规范的放化疗后，达到了完全缓解，但是仍有一定的复发率，如胃癌患者在术后有 70%～80% 死于局部或远处转移，即使是早期胃癌，术后 10 年仍有 30%～40% 的复发率；接受手术的食管癌患者中，即使早期患者，5 年内仍有近 50% 的复发率。故术后防止其复发是肿瘤治疗的一个非常重要的方面。

中医药在这一方面具有较大的优势。中医学认为，疾病初愈，虽然症状消失，但此时邪气未尽，正气未复，气血未定，阴阳未平。病后可通过培补正气，调理脏腑功能，使其紊乱的状态得以恢复。扶助正气，主要从气、血、阴、阳四个方面入手，气血冲和，阴阳平衡；调理脏腑功能主要是从先天入手，先天为本，本元充盛则阴阳平和；后天为养，脾胃健则气血充。实瘤已去，但癌毒未尽，扶正的同时不忘祛除余邪。西医学也证实，即使早期肿瘤在根治术后，仍有微小转移灶的浸润，这也是手术后辅助用放化疗的原因。中医可在扶正的原则下采用化瘀解毒散结等治法，以清除余毒，防止其复发。另外，还应配合饮食调养，注意劳逸得当，生活起居有规律。否则，此时若适逢新感病邪，饮食不慎，过于劳累，均可助邪伤正，使正气更虚，余邪复盛，引起宿疾复发。肿瘤患者更应做好病后期的善后治疗与调理，方能巩固疗效，提高生存质量。

综上所述，中医"治未病"的学术思想源远流长，以"治未病"的思想指导中医防治肿瘤的工作，具有重要的价值，这与现在肿瘤的"三级预防"有相似之处，但更突出了"天人合一，以人为本"的整体观念，且具有个体化的辨证优势，特别是在应对癌前病变、防恶化、术后防止复发与转移方面，通过"扶正祛邪"有较好的效果。

第七节　气机升降理论

　　洪善贻教授非常重视气机升降理论，并在临床实践中深化发扬。

　　《黄帝内经》云"地气上为云，天气下为雨"，指阴阳的升降规律，轻则浮升，浊则沉降，即黄元御所云"清则浮升，浊则沉降"。清浊的演变是通过五行的微妙平衡来实现的。

一、五行生克

　　五行生克是木生火，火生土，土生金，金生水，水生木；木克土，土克水，水克火，火克金，金克木。五行的生克，乃是从认识和分析事物的性质和机能变化而抽象出来的理性认识，成为一种阐释事物系统结构关系及其运动变化规律的理论方法。相生相克指的是抽象的气，而不是事物的质的本体。在相生关系中，任何一"行"都具有"生我"和"我生"两方面的关系。生我者为母，我生者为子。所以，相生关系又称为"母子关系"。在相克关系中，任何一"行"都具有"克我"和"我克"两方面的关系，克我者为我"所不胜"，我克者为我"所胜"。所以，相克关系又称为"相胜关系"。

　　五行相克是因为制约太过。木气的性质是发散，用金气收敛，这样木气不至于过分的发散；火气的性质上升发热，用水气收伏，这样火气不至于升的太热；土气的性质迟滞湿润，用木气疏散，土气不至于湿润太过；金气的性质收藏敛下，用火气温煦，这样金气不至于收敛太过；水气的性质潜降润下，用土气渗漓，水气不至于润下太过。

二、脏腑生成

肝属木，心属火，脾属土，肺属金，肾属水，这是人体五脏的五行归属。五行之中又可以分阴阳，五脏属阴，六腑属阳。五行之中，火分君火与相火，五脏之中，有心主管相火之阴，六腑之中，三焦主管相火之阳。

三、天人相应

人为天地之气交融而化生，大自然的气有升、发、收、藏，人体受自然界影响，在人体中存在着与大自然相对应的气机升降对流。

太阳从东面冉冉升起，而人体肝气从左侧徐徐上升；太阳从西边缓缓落下，人体内阴气从右侧通过肺的敛降徐徐下降；大地之中的水湿能够滋养树木，树木不会枯萎；人体的肾水也能滋养肝木，并能防止肝火过亢；大海中水被太阳照射，蒸发后化为水汽而上升为云，可以遮挡太阳的炎热；人体的肾中水汽随肝气升腾，可以济心火，防止心火过亢；太阳的照耀能够温暖大地，大地得温能生长万物；人体的心火下移，可以温暖胃土，胃得温可以腐熟水谷；太阳照耀后，土地变暖，温暖的土地热量下传，可以使土中的水湿得以温暖；人体心火的热量，通过胃气的下降，可以下交于肾，温暖肾中的寒水。

临床上常见的肝气郁结证，通过疏理肝气就可以恢复。病情失治，气郁日久化火，可以清泻肝火。病情失治，病情继续加重，肝气郁结化火，火邪伤及肝阴，应养肝阴。病情失治，继续加重，除了肝阴受损，已出现肝叶枯槁萎缩，应养血柔肝。肝气升发不够，为肝气下陷，或称为木气下陷水中，需补肝气，提升升发力度。升发太过，肝气上冲会出现偏头痛，血压升高，应降气。肝气化为肝风，手已经开始抖动，除了镇肝、平肝，同时还得息肝风。镇肝、平肝、息肝风后，应用"滋水涵木"的办法，即补养肾阴来滋养肝木，使肝气变得柔和。

心属火，藏阴血；心主血脉，心藏神；其华在面；既然属火，就存在火力过旺与火力不足，临床上称为"心火亢盛"和"心阳不振"。既然藏阴血，就存在阴血不足，临床上称为"心阴虚、心血虚"。既然心主血脉，血脉的不通、不畅就是问题，临床称为"血脉瘀阻"。既然心藏神，就存在心神藏得好不好，藏得不好就是"心神失养"了。既然其华在面，那么面部的神采、气色都与心脏有关。心脏的气血阴阳平衡，面部自然就神采奕奕了。

胃气上逆，胃酸会腐蚀食管，可以得食管炎，再向上反流，可以得咽炎，很多顽固性的咽炎，通过降胃气就能治好。胃寒，补充心火，心火足，就能让胃火旺了，这也就是五行所说的"虚则补其母"。胃火能腐熟水谷，胃火过亢，出现胃热，需清胃火。胃火长期过重，必然会伤及阴分，需养胃阴。临床中胃病的情况有时并非单一，比如胃中有热，肠道有寒，这样容易形成胃的上半部分有热，下半部分有寒，出现寒热错杂的情况，用药时则需要寒热搭配，效果才好。

肾之阳气是人立身之阳，肾阳不足则腰以下发凉，人如同站在冷水之中，会格外怕冷，所以有"人从脚下寒"之说。强调肾阳重要性的时候，别忘了人体心之阳气更重要，就好比大地需要地核岩浆的热量，土地才能向上散发热量。太阳才是一切热量的源泉，没有太阳的光芒，则万物都会暗然失色，人体心之阳气为生命之阳。肾阳与心阳两者缺一不可。

肾火旺盛，则脾阳不衰，中焦如沤才能健全，脾的运化功能才能健全，水谷之精才能正常输布，统摄功能才能完备。如果脾阳虚衰，则中焦运化功能受阻，寒湿内停，脾气郁滞，食物精微转化及输送均会出现异常，清气不升，浊气不降，二便不利。

气机逆乱是咳嗽之本，肺主气，咳嗽皆可归为气之逆乱。治疗咳嗽，调理气机是关键，同时结合影响气机逆乱的因素进行调节，不外乎在宣与降、散与收、寒与热、润与燥之间寻求平衡。

第八节　动态平衡辨治肿瘤

一、中医学理论中的动态平衡

平衡是事物发展的普遍现象，是阴阳两种对立面保持相对协调、稳定运动的有序状态，是自然界万物保持生存和健康发展的客观规律。中医理论所讲的平衡，不是绝对的平衡，而是相对的平衡。如人与自然、社会之间的平衡，脏腑的平衡，气血津液的平衡，阴阳的平衡，处方用药的平衡等。中医平衡观思想可溯源于《易经》，如《系辞下传》云"乾坤其易之门邪。乾，阳物也，坤，阴物也。阴阳合德，而刚柔有体，以体天地之撰，以通神明之德"，鲜明地体现了《易经》崇尚阴阳平衡和谐的主旨。《黄帝内经》对于平衡方面的论述也颇多，如《素问·至真要大论》云："谨守病机，各司其属……疏其血气，令其调达，而致和平……以所利而行之，调其气使其平也。"平衡观作为贯穿于中医理论的核心，深入到中医体系的各个领域。

1. 人体生理、病理情况下平衡观的体现

人体是一个有机的整体，气、血、精是这个整体的物质基础，组成了一个动态平衡的循环体系，该体系就是中医的循环系统。这个系统在生理和病理中都发挥着重要的作用。生理状态下，气、血、精互生互化，维持着一个有效的动态平衡，从

而保证了人体正常生命活动的进行。气、血、精三者是互生互化的，如《灵枢·决气》云："上焦开发，宣五谷味，熏肤、充身、泽毛，若雾露之溉，是谓气……中焦受气取汁，变化而赤，是谓血。"《血证论·吐血》则比喻为"气为血之帅，血随之而运行，血为气之守，气得之而静谧"。《证治要诀》之"精者血之所化"，巢元方《诸病源候论·虚劳精血》之"肾藏精，精者，血之所成也"，唐容川《血证论》之"气乃先天肾水之中一点生阳，静而复动，化生精血"，以及《景岳全书》中的"肾藏精得以化气"，均做了很好的说明。气、血、精是构成人体及维持人体生命活动的本源物质。气、血、精之间互相生化，互相制约，且在一定水平上维持着有效的动态平衡，从而维持和保证了人体正常的生命活动。

人体的气、血、精平衡系统一旦破坏，由于它们的动态转化，必然要在某一新的水平达到新的平衡并暂时维持稳定：要么建立高水平的平衡——实证的病理基础，要么建立低水平的平衡——虚证的病理基础。在转换过程中若由于她邪侵袭或气、血、精自身病理产物的出现，便形成虚实夹杂的病机。"失常之气"就是致病因素，包括气虚、气滞、气陷、气逆、气闭、气脱六个方面。"气有余便是火"，可见"火"也是"气"的病理产物；血的病理产物包括血虚、血瘀、血热、血寒四个方面；"精"的病理产物可以归纳为水、痰、精瘀、精亏四个方面。而多种病理产物相互胶结使得病情复杂、变化多端、难以治疗。总之，气、血、精的平衡系统一旦被破坏，则必然表现为气、血、精俱病，加之病理产物"火""痰""瘀""水""气"等又作为新致病因素的参与，从而使临床证情复杂，变化丛生。

2. 中医治则中的平衡思想

中医学对机体健康的认识为"阴平阳秘",治疗总则为"调整阴阳,以平为期"。治病即是使用药物之后纠偏救弊,使机体恢复"阴平阳秘"的状态。协调阴阳五行,求得新的平衡,是最基本的原则。"壮水之主,以制阳光。益火之源,以消阴翳"即表达了这种治疗大法。平衡观既强调矛盾双方对立的一面,因而有"寒则热之,热则寒之",扶正祛邪,补不足而损有余等治则,又强调矛盾双方依存的一面,所谓"扶阳以配阴""育阴以涵阳",使五脏得养,精气两益,以达阴阳平衡之目的。协调五行关系也是恢复平衡的途径,正如历代医家所提出的"补母泻子""培土抑木""滋水涵木""培土生金"等都体现了协调五行,使之归于平衡的原理。调和气血同样是协调机体使之处于平衡状态的手段。

由于临床病情复杂多变,根据平衡观的辨证施治又有正治和反治等法则。例如某些腹水患者,屡服附桂温阳利水剂,但病情每况愈下,虽温阳利尿是正治之法,但病程日久,阳损及阴,故服干姜、附桂不利温阳,以及利水过甚又均可能伤阴,故宜采取滋阴清利之变法而获效。辨证必须正确对待阴阳变化,处方用药更当慎重掌握矛盾平衡,施以表里兼治、寒热并用、攻补兼施诸法,并要考虑人体气机的升降平衡。再如慢性肾功能不全的患者,病程日久,肾阳式微,肾阴亏耗,治本不只治肾,尚需注意脾胃,以免湿浊上泛,脾胃升降功能失调。拟阴阳兼补,相须相济,防止阴阳离决。但浊气不降,清气难升,故要通腑泄浊兼芳香化浊。平衡观在肝病的方药组合上有着明显的体现。治肝之法,由于肝体阴而用阳,故疏肝不可太过,补脾不可太壅,养阴不可太腻,祛湿不可太燥,祛瘀不可太破。

治肝之病，凡肝气郁结之证，疏肝理气的同时，更伍以重剂白芍以养肝血，使气畅而血和。遇肝阴不足之证，除以白芍、当归等滋阴养肝外，常配以柴胡疏理肝气，以期血充而气达。

二、中医学"调整阴阳"与平衡医学关系

中医学的"调整阴阳"是阴阳学说中关于治病的重要法则。中医学把机能阴阳和谐视作健康的标志，而破坏人体阴阳的动态平衡状态，以及引起疾病的原因，就是病因。《黄帝内经》指出，病因的最基本机理，就是阴阳失去平衡。阴阳失调是中医学对疾病发生及其发展变化的高度概括。"调整阴阳"，补其不足，泻其有余，最终达到"阴平阳秘"，就是治疗疾病的基本原则。中医学强调人与自然的统一性，中医学运用动态平衡的理论，并通过各种具体治疗手段，使病体重新建立起新的平衡，从而达到疾病痊愈的目的。"平衡医学"采用有利于调整人体平衡的中、西、内、外，以及精神物质等各种因素及方法，一切从患者出发，使其达到尽可能理想的结果。"平衡医学"正是通过调整人体的神经、内分泌、免疫三大宏观系统与微观上基因表达的整体平衡，促使机体保持自身的"内稳定"，是人体健康的需要。现代生命科学的大量基因组织学与蛋白质的研究结果，虽然说法不同，但却支持与论证了中医阴阳这种观点。因此，无论是中医学的"调整阴阳"，还是现代"平衡医学"都是通过内外环境的协调平衡，体现人体健康状态，符合西医学的"生物－心理－社会－自然"的新型医学模式。

三、阴阳动态平衡对癌症防治的重要意义

中医学认为，各种疾病的发生都可以概括为阴阳之间动态平衡的破坏，而纠正阴阳失衡，恢复阴阳平衡是总的治疗原则。任何疾病只要通过适当手段加以干预达到阴阳动态平衡的状态，均可痊愈。医圣张仲景在《伤寒论》中曾言"凡病……阴阳自和者，必自愈"，本着"治病必求于本"的原则，对于肿瘤的治疗应当调节其被破坏的阴阳动态平衡。但从理论上来讲，阴阳动态平衡的破坏导致肿瘤的发生，而这种阴阳动态平衡在局部与整体的关系上可能存在两种情况，一是局部阴阳动态平衡破坏导致肿瘤的发生，由于各种刺激因素的持续存在等原因，这种动态平衡破坏的影响不断扩大，最终影响较大范围甚至是整体。另一种情况与之相反，是在整体阴阳动态平衡破坏的基础上，影响了局部而导致了肿瘤的发生，而在肿瘤发生后，这两者之间又可以相互影响甚至形成一种恶性循环。对于前者，在肿瘤局部阴阳动态平衡破坏发展到影响较大范围之前，完全可以通过各种手段达到促使阴阳恢复动态平衡而治愈癌症的目标。现代研究表明，肿瘤发展的启动阶段是可逆的，这种可逆的发展可以通过减少刺激因素来实现，这就为在早期通过各种手段干预使阴阳动态平衡恢复而消灭肿瘤提供了基础。洪老指出这个时候也是手术、放疗等效果较好的原因。但对于后一种情况或者前一种情况的后期，各种干预的手段所取得的效果必然较差。尽管随着科学的发展，传统的治疗手段如手术、放疗和化疗都有了很大的进步，但对于许多肿瘤的治疗满意率却停滞不前，从一定角度看，这些治疗手段似乎已经到达了一个平台期。

最关键的是这些治疗手段着眼点是基本一致的，即最大限度地去除或者杀灭癌细胞，而不是调整已经破坏的机体。需要注意的是，癌细胞在某些方面具有和正常细胞一样的特性，而这些现代治疗手段在追求杀灭癌细胞的同时都将不可避免地损害机体的正常功能，从另一个层次上加剧机体的不平衡，从而更加不利于肿瘤的治疗。现代研究表明，手术、放化疗常加速恶病质的发展，使患者脆弱的营养状态进一步恶化。因此，单纯着眼于局部杀灭癌细胞的治疗方式是不全面的，阴阳动态平衡的观点对防治肿瘤具有重要的指导意义。

洪老指出，癌症就是在内外因素的作用下，导致人体阴阳动态平衡被破坏而产生。中医学的"阴阳平衡"观点对于癌症的产生、治疗及预防都有重要的理论和现实意义，在帮助现代临床探究癌症的根本病因、提高癌症的治愈率和降低癌症的发生率上，都有重要的借鉴意义。

第九节　内科用药平、淡、清、灵

《广韵》云："平，和也。"洪老谨遵《素问·至真要大论》中"谨察阴阳所在而调之，以平为期"思想，认为中医治疗需通过促进"阴阳自和"，达到"阴平阳秘"。用药上洪老亦平、淡、轻、灵，醇正和缓，以平为期。洪老学术渊源于孟河医派，孟河医派大家费伯雄曾指出中医用药"天下无神奇之法，只有平淡之法，平淡之极，乃为神奇"。同时孟河医派最擅长"和法缓治"。"和法"是指通过和解和调和作用，以疏解邪气、调整脏腑功能的一种治疗方法；缓治是指治疗用药不求急切，缓慢图治，以复根本。"和法缓治"是孟河名医费伯雄提出的治疗大法，并且随后的孟河医家将其继承和发扬。费伯雄首次在《医醇滕义》中提出"和法缓治"法，他在《医醇滕义》自序中说："夫疾病虽多，不越内伤、外感，不足者补之，以复其正；有余者去之，以归于平。是即和法也，缓治也。"又云，"毒药治病去其五，良药治病去其七，亦即和法也，缓治也。""和法缓治"在孟河医派中主要表现在用药和证治上。

洪老受先生之影响，用药和缓为宗，平淡为主，包括两个方面：其一，不以峻猛求其功，临证多用平淡之品，如治疗便秘时少用大黄，而用枳实、决明子、虎杖；治疗恶性肿瘤胸腹水时不用甘遂、牵牛子，而多用猪苓、茯苓、大腹皮、葶苈子；

其二，不以过量伤其正。洪老临证用药一般在十二三味，除质重的矿物药、骨骼药外，大多数药的剂量在10g左右，也不过久使用苦寒之品，特别是在治疗恶性肿瘤期间，不主张大剂量或长时间的应用清热解毒、活血散结的苦寒药物，仍多以"和"法调治为主，鼓舞正气，以驱癌毒。即使使用苦寒的抗癌中药，洪老也强调"以平为期，中病即止"，注重用药的周期和疗程，慢病缓图；使用苦寒药物注意疗程，以免苦寒败胃，在寒性药中可反佐热性药，热性药中反佐寒性药，以去性存用，冀阴阳互根互用、生化无穷。

"轻"者，轻清宣透，轻可去实，"灵"者，师古不泥，善于应变。丁甘仁认为，所谓轻灵，乃指药性缓和，药物用量轻，既能发挥治疗作用，又不会留邪伤正，其所用之药多则三钱，少则五分，或以生姜一片，荷叶一角入剂，以取其"清轻""灵动"之性，使药物运行，直达病所，同时又可顺应脾胃之性，以辛温芳香助脾胃升降、运化。中医历代先贤中有许多大家用药以"轻灵"见长，清代的叶天士就是其中之一。叶氏在《温热论》中创用辛凉轻法治疗温病的肺卫证，独具匠心。而对于积聚癥瘕之症，叶氏用药能"灵机法眼，药不妄投"。其特点如其门人龚商年所云："用攻法，宜缓宜曲。用补法，忌涩忌呆。"叶氏主张"宿邪缓攻"，指出"缓图为宜，急攻必变胀病"。

洪老十分推崇叶天士对于积聚癥瘕的这种治则，在恶性肿瘤的治疗用药上，仍重视脾胃和阴血，不主张一味用峻猛苦寒之药。他常告诫学生，恶性肿瘤标实本虚，治则理当培补为主，攻邪为辅助，兼顾正气。但积聚癥瘕之证，缘由痰瘀毒阻遏滞留所为，滋腻补益又需变通。洪老补阳多用鹿角、肉苁蓉、益智仁，少用桂附等大辛大热之品，偶用桂附之时，总不离当归、白芍兼顾阴血；补气多用参、芪，佐以茯苓、陈皮、内金等以防其滞；养阴多选用鳖甲、牡蛎，均有软坚之功效；益营以当归、白芍，均具疏理气机之效。洪老于此运用培补，能顾及恶性肿瘤的特点，以补而不滞为度。

洪老恪遵经旨，又不墨守成规，不拘一方一法，能随证应变，随时代应变，常攻补兼施，寒温并用，衷中参西，不固于成法。洪老自拟的"艾红双藤煎"（组成：艾叶、红花、桂枝、鸡血藤、忍冬藤）治疗西医学抗血管生成靶向药物治疗恶性肿瘤引起的手足皮肤反应、手足综合征；自拟"逍遥露"（组成：黄芩、黄柏、蛇床子、马齿苋、苦参、白鲜皮）治疗靶向药物引起的皮肤瘙痒，都是在经典方的基础上衷中参西，随时代治疗用药变化而应对的策略。

第十节 调脾胃，重升降，宜动静，慎苦寒

中医基础理论认为：脾胃是机体对饮食进行消化、吸收并输布其精微的主要脏器，人出生之后，生命活动的延续和气血津液的生化，都有赖于脾胃运化的水谷精微，因此，脾胃为气血生化之源，后天之本。洪老治病之时处处以顾护脾胃为先，处方用药无不体现这一原则。

一、调脾胃，慎苦寒

洪老认为脾胃同属中焦，互为表里。脾主运化、消化水谷并传输精微和水液，主升清、上输精微，喜燥而恶湿；胃主受纳、腐熟水谷，主通降、以降为和，喜润而恶燥。《素问·经脉别论》中对脾的运化功能进行了非常具体的描述："饮入于胃，游溢精气，上输于脾，脾气散精，上归于肺。"《医碥》云："脾之所以能运化水谷者，气也，气虚则凝滞而不行。"从中可以看出脾运功能的正常有赖于脾气的升清作用。胃的主要生理功能在于受纳、腐熟水谷。《灵枢·玉版》篇有"胃者水谷气血之海"之称谓。饮食入口，经过食管进入胃中，在胃气的通降作用下，由胃接受和容纳，胃气保证了胃的受纳。李东垣在《脾胃论》中也对胃的生理功能和胃的受纳做了详细的描述："胃中

元气盛，则能食而不伤，过时而不饥。脾胃俱旺，则能食而肥，脾胃俱虚则不能食而瘦。"从中可以看出"食"与"不食"是胃受纳的具体反映，在胃气降的作用下保证了受纳。所以，胃气得降是保证胃受纳过程的关键。

脾胃阴阳相合，燥湿相济，升降相因，纳运互助，共同完成饮食物的消化吸收及精微的输布过程，化生气血，以营养全身，故称脾胃为"气血化生之源""后天之本"。洪老认为，"得脾胃者得中央，得中央者得天下"。脾胃功能的调和和全身状态的好坏有直接的关系，脾胃为一身气机之枢纽，洪老常打比方，脾胃为"高铁枢纽站"，九省通衢，四通八达，枢纽运行通畅则全局无忧，枢纽有恙，全局影响。

中焦如沤，脾胃气机贵在畅行协调，斡旋有序，相反若升降失司，则脾失于运化、升清，胃的受纳、和降功能障碍，导致一系列疾病。脾胃不和则常见腹胀、腹痛、便溏、食欲不振、嗳气、恶心、呕吐、呃逆等症状。若牵连其他脏腑，累及心或可出现心悸、失眠、多梦、体倦、乏力、面色无华等心脾两虚症状；累及肺或可出现咳嗽、喘、痰等肺脾两虚、土不生金之表现，正所谓"脾为生痰之源，肺为贮痰之器"；累及肝或可出现精神抑郁、胸胁胀满、腹胀腹痛、泄泻便溏等肝脾不和，木不疏土之表现；累及肾，先后天之本互相资助受到影响，出现下利清谷、五更泄泻、水肿等症状。

"苦寒"药也是中医处方中常会用到的药物。对于苦寒药，历来有很多的说法，如"苦寒伤阴""苦寒伤阳""苦寒坚阴"等，目前临床中，寒热错杂的内科杂病较多，而单纯的阳证较少，且在恶性肿瘤的中医治疗中，很多医家也喜欢用大剂量的苦寒药抗肿瘤。而洪老临证中对苦寒药用起来很谨慎，认为苦寒药容易耗伤人之阳气，特别是脾胃的阳气，导致中枢运化受到影响，即便使用也要中病而止，不可多用、久用。"天之大宝，只此一丸红日，人之大宝，只此一息真阳"。阳气一旦损伤，恢复就会比较困难。特别在恶性肿瘤患者的治疗中，洪老很重视苦寒药的合理应用，一直反对大剂量、长时间使用，以及多种苦寒的清热解毒药物合用，最后往往既不能击败肿瘤，又导致阳气受损，得不偿失。

二、重升降，宜动静

洪老治病时尤其重视气机的调畅，常教导我们，气机的升降出入对人体的生命活动至关重要，升降出入正常，则人体功能正常，反之则人体功能失调，正如《素问·六微旨大论》所云："出入废则神机化灭，升降息则气立孤危。"脾主升，脾气升则水谷之精微得以输布，"清阳出上窍""清气在下则生飧泄"；胃主降，胃气降则水谷及其糟粕才得以下行，"浊阴出下窍""浊气在上则生䐜胀"，推崇李东垣的脾升胃降观点，脾胃升降的作用，不单纯是消化的作用，而且是对精气代谢的作用。洪老在临床上升清降浊常以李东垣《兰室秘藏》中的名方"枳术丸"为底方，方中白术甘温补脾胃之元气，健脾燥湿以助运化，枳实味苦微寒，下气化滞，散积消痞，一升清，一降浊，清升浊降，气机调畅，升降并用。洪老善用药物的升降之功，应对脏腑气机的紊乱，使之恢复正常的生理功能，或作用于机体的不同部位，因势利导，驱邪外出，从而达到治愈疾病的目的，更妙的在于为了更好地调节紊乱的脏腑功能，常升降并用。例如：治疗表邪未解，邪热壅肺的表寒里热，常用石膏、麻黄，宣肺降气；心肾不交，虚烦不眠，上热下寒，常用黄连、肉桂、交通心肾，水火相济；肝火犯胃，嘈杂吞酸，呕吐胁痛，常用黄连、吴茱萸辛开苦降；湿浊中阻，头昏腹胀，常用蚕砂、皂角和中化湿，以生清气，滑肠通便，润燥降浊。

"动、静"是指动药、静药及其相伍用药。中药种类繁多，其性味、功用有别，有些药物属阳，多具有调理气血的功能，如川芎、柴胡、陈皮等属于动药；有些药物属阴，具有补益作用，如党参、白术、黄芪等，属于静药，适当配伍，相得益彰，能增强疗效。《景岳全书》云："用纯气者，用其动而能行；用纯味者，用其静而能守；有气味兼用者，合和之妙，贵乎相成。"中医方剂学配伍一直讲究动静结合，如滑石配甘草（即六一散）为治湿之剂，滑石味淡性寒，质重而滑，上洁水源，下利水道，除三焦之湿热，走而不守是动药；甘草甘平，甘能补益缓急，补中益气，调和药性，甘缓善守是静药。两药合用，动静相配，治疗诸湿证。又如在归脾汤中，以人参、龙眼肉、黄芪、白术、酸枣仁等味厚补养心脾气血的同时，少佐辛香气薄的木香理气醒脾助运，可防滋腻碍胃，使之补而不滞。四物汤中白芍、熟地黄入阴主降，其滋补得归、芎之辛行，动静配合，补血行血。

洪老临证补血中必配行血之品，如桃仁、香附、川芎；补气中必配行气之品，补气之时必配理气之品，如陈皮、柴胡、木香等。且洪老组方动静相伍中，也很注重"动静"的主次关系。一般来说，补益类的方子，洪老静药用量都大于动药。他常告诫我们：补益者，静药要量大，佐动药，动药宜轻，过重恐耗伤人体正气，反其用意。相反，在祛邪类方子中，洪老则以动药为主，少佐阴静之药，以阴制阳，使动中有止，散中有收，平衡阴阳。

　　洪老还常教育年轻后辈：现在有些年轻中医之所以组不出好方子来，是缺乏制方思想。见到感冒发热，就用金银花、连翘、鱼腥草、黄芩，满脑子全是清热解毒寒凉之品，却没有考虑过这些药物带来的后果。一看身体虚弱，全是黄芪、党参、当归、熟地黄，却没有考虑过用辛香行动之品。名方之所以能流传下来，在于它的制方思想及用药特色。阳主动，阴主静，掌握了动静用药理论，就可以根据病情的需要，处方时或动中有静，或静中有动，或动多静少，把握动静变化，使之动静合宜。

第十一节　补肾气，辨阴阳，慎辛燥

一、补肾气

1. 肾的生理功能

肾藏精，主生长、发育和生殖。肾主水，调节水液代谢。肾主纳气。中医的"肾"是一个系统概念，这个系统是以肾为中心，囊括膀胱、骨、耳、齿、发，其中各个部分通过经络这一通道而联系成一个整体。

2. 肾的病理特点

在中医理论中，"精"是构成人体和维持人体生命活动最基本的精微物质，为人体的生命之源，是藏于脏腑之中或流动于脏腑之间的液态精华物质，由禀受于父母的先天之精与后天的水谷精微相融合而形成。精与气相互化生，精化为气，气能生精，二者共同维持着人体的生命活动。肾藏精，为一身元阴元阳之根本，可以激发和推动全身各组织器官的生理活动。肾蕴一身脏腑之阴阳，由于该特性，决定了病理状态下，肾脏疾病多为虚证，不易出现实证，即使有实证也多为本虚标实证。五脏宜补不宜泻，临床上治疗肾脏疾病时，常常使用补法。肾脏中的元阴元阳相互制约、相互依存，一方不足亦会损及另一方，导致阴阳失衡、阴阳俱虚，此即肾病的第二个特点：易阴阳失调。"五脏之伤，穷必及肾"，其他脏腑的疾病，久必耗伤肾脏中的精气，此即肾病的第三个特点：久病及肾。在临床治疗时，不仅需要掌握肾的生理特性，更要理解其病理特点，灵活运用补肾法，调补肾中阴阳平衡。

3. 补肾气的意义

中医学认为，肾是一个极为重要而具多种功能的脏器，是先天之本，与人的生、老、病、死及生殖密切相关。肾病多虚，故补肾法是肾病治疗的基础疗法，运用非常广泛。而气是构成人体的最基本的物质基础，也是人体生命活动的最基本物质。人体的各种生命活动均可以用气的运动变化来解释。气具有推动、温煦、防御、固摄、气化等功能，各种功能相互配合，相互为用，共同维持着人体的正常生理活动。气虚多由先天禀赋不足，或后天失养，或肺脾肾功能失调，气生成不足，或劳倦内伤，或久病不复等所致。气虚可导致"气虚之象"，如精神倦怠、眩晕心悸、体瘦肢弱及舌淡脉弱，也会出现"肿、胀、泄、秘、痛、瘀"等实象，即所谓"至虚有盛候""大实有羸状"的虚实寒热错杂之象。根据"虚者补之"原则，阴虚者补阴，阳虚者补阳，气虚者补气，血虚者补血，脏腑虚损者，增益脏腑，以达到"以平为期"之目的。肾虚治则为"培其不足，不可伐其有余"，而益气标准是"形不足者补之以气"。故此，对肾气虚或肾虚合气虚证，施以补肾气法确实恰如其分。

而中医"气"的思想亦源远流长，《黄帝内经》就有"精气同一"说法。《素问·生气通天论》曰："阴平阳秘，精神乃治。"而《素问·通评虚实论》载有"精气夺则虚，邪气胜则实"。《素问·刺志论》认为"气实者热也，气虚者寒也"。中医还有"血为气之母，气为血之帅"之说。这些都是对气的生理、病理功能方面的认识。"形不足者，温之以气；精不足者，补之以味"始出《素问·阴阳应象大论》，提示人体机能不足者给以益气。载于《神农本草经》的人参，被历代医家称为补气之圣药，运用广泛。而在方剂方面，早在《太平惠民和剂局方》中记载有四君子汤，还有张仲景创立的金匮肾气丸、李东垣的补中益气汤，都是补气或补肾气的代表方。

二、辨阴阳

1. 阴阳的概念

阴阳，是中国古代哲学的一对范畴。阴阳的最初含义是很朴素的，是指日光的向背，向日为阳，背日为阴，后来引申为气候的寒暖，方位的上下、左右、内外，运动状态的躁动和宁静等。阴阳，是对自然界相互关联的某些事物和现象对立双方的概括，即含有对立统一的概念。阴和阳，既可代表相互对立的事物，又可用以分析一个事物内部所存在的相互对立的两个方面。依据阴阳属性划分标准，凡是人体内具有凉润、宁静、抑制、沉降、敛聚等作用和趋向属性的物质和功能等属于阴；凡是人体内具有温煦、推动、兴奋、升腾、发散等作用和趋向属性的物质和功能等属于阳。

2. 阴阳的属性

阴阳的这种属性范畴被广泛应用于组织结构划分、生理功能阐述、病因分析、病证诊断及中药性味功能概括等方面。如关于组织结构的阴阳属性划分，人身之脏腑中阴阳，脏者为阴，腑者为阳。肝、心、脾、肺、肾五脏皆为阴，胆、胃、大肠、小肠、膀胱、三焦、六腑皆为阳。阐述生理功能，如《素问·阴阳应象大论》提出"阳化气，阴成形"。另外，就病因而言，阴邪一般指内伤饮食和内伤情志，阳邪一般指外感六淫之邪。至于阴阳病邪致病特点，《素问·阴阳应象大论》提出了"寒伤形，热伤气"的观点，指出寒为阴邪，既伤人体之阳也伤人体之阴（津液），即"寒伤形"；热为阳邪，既伤人体之阴亦伤人体之阳（气），即"热伤气"。再者就病证诊断而言，四诊都有阴阳可辨，如色泽之明暗、声息之高低、脉搏之强弱、征象之寒热等，其中诊脉之阴阳尤被重视，如《素问·阴阳别论》指出："脉有阴阳……去者为阴，至者为阳；静者为阴，动者为阳；迟者为阴，数者为阳。"后世王叔和在《脉经·辨脉阴阳大法》中将其进一步归纳为"凡脉大为阳，浮为阳，数为阳，动为阳，长为阳，滑为阳；沉为阴，涩为阴，弱为阴，弦为阴，短为阴，微为阴"。就药物性味功能而言，四气温、热属阳；寒、凉属阴。五味之中，辛味能散、能行，甘味能益气，故辛甘属阳，如桂枝、甘草等；酸味能收敛，苦味能泻下，故酸苦属阴，如芍药、大黄等。正如《素问·阴阳应象大论》所云："味厚者为阴，薄为阴之阳……气味辛甘发散为阳，酸苦涌泄为阴。"

3. 临床应用

（1）疾病诊断：在疾病诊断方面，用阴阳的属性来分析病情，如以色泽、声音、呼吸、气息来分辨阴阳。还可以脉象部位分阴阳，寸为阳、尺为阴，浮大洪泽为阳、沉小细涩为阴等。在辨证方面，阴阳是八纲辨证的总纲。在临床中首先要分阴阳，才能抓住疾病的本质，大到整个病证，小到一个脉证。总之，疾病的诊断要以分辨阴阳为首务，只有掌握阴阳的属性，才能在临床中正确运用。

（2）疾病的治疗原则：调整阴阳，补其不足，泻其有余，恢复阴阳的相对平衡是治疗的基本原则：①阴阳偏胜、邪气有余之实证采用"损其有余"的方法。阳胜则热，宜用寒药制其阳，即"热者寒之"，阴胜则寒属寒实证，宜用温热药以制其阴，即"寒者热之"，因二者均为实证，所以称这种治疗原则为"损其有余"，即"实则泻之"。②阴阳偏衰总治则：泻其有余，补其不足，阳盛则泄热，阴盛者祛寒，阳虚者扶阳，阴虚者补阴，使阴阳偏胜偏衰的异常现象回归于平衡的正常状态。

（3）归纳药物主要性能：药物的性能主要依据其气（性）、味和升降沉浮来决定。而药物的气味和升降浮沉，又皆可用阴阳来归纳说明，作为指导临床用药的依据。药性主要指寒、热、温、凉四种，又称"四气"。其中寒凉属阴，温热属阳。能减轻或消除热证的药物，一般属于寒性或凉性，如黄芩、栀子等。反之，能减轻或消除寒证的药物，一般属于温性或热性，如附子、干姜之类。

三、慎辛燥

辛香温燥之品，其弊有三：一者香燥之品，秉质刚燥而性多温热，最易损伤肝阴胃津；二者香燥药之功用，类多行气宽胀、化滞止痛，多用久用有伐胃伤中之过；三者香燥之品多兼辛散升扬，不合胃气以下行为顺的生理特点。因此，凡胃气弱，或胃阴不足，或肝肾阴亏者，皆不宜使用辛香温燥之品。我们可以从以下角度分析临床实际应用时慎辛燥的必要性。

1. 胃腑生理特征

胃为阳土，喜润而恶燥。人身之脾脏胃腑，皆属于土，然有阴阳之别，刚柔之分，秉性有燥湿之殊，喜好有润燥之异。
盖脾为阴土而性柔多湿，故喜刚燥。胃为阳土而性刚多燥，故
喜柔润。胃为人体五脏六腑之海，主一身之津液。津液亦阴液
也，易亏而难盈，故居常胃津不足者恒多，因而胃腑具喜润恶
燥之特点。倘投以辛香温燥，是反其道而行。此外，脾胃虽相
为表里而性各不同，治法亦当有别。治脾宜温燥健运，而治胃
宜甘凉濡润。《临证指南医案》叹惜世人以治脾温燥之药以治胃
病，致使胃津更伤，而病反不治。故知辛香温燥之药可施于脾
湿之证而不宜于胃燥之病，误投之有伤津劫液之弊。

2. 脾胃气机特点

脾宜升则健，胃宜降则和。人身气机之升降运动，乃生命
活动过程中之重要环节，于五脏六腑之气机升降运动中，脾升
胃降为其他脏腑气机升降运动之枢纽，统领诸气之升降。而胃气主
降，以下行为顺。如胃气上逆不仅变生胃腑诸病，如胀满、呕
吐、反胃、疼痛等，且能导致气机升降紊乱，如涉及他脏，则
可变生诸病。故保持胃气之正常通降，为维护健康之重要一着。
辛香温燥之品，多兼升扬上达之性，投剂不当，易致胃气逆上。
现今生活水平大有提高，饮食多膏粱厚味，加之饮酒、吸烟、
熬夜等不良习惯，胃中津气更易伤残而燥火易炽，若再误投温
燥，则更加火上浇油，因而胃气通降不足、易致上逆者切宜慎
用香燥之品。

3. 脾胃生克制化

土受木制。在五脏六腑生克制化规律中，脾胃属土，肝胆
属木。正常生理状态下，木能疏土，以助脾胃消导运化。如若
木气亢盛，木横克土则生脾胃之病，《笔花医镜》云："胃属中
土……其性与脾同，而畏木侮。"肝为五脏之长而属木，一有

病，则生克脾胃之土，脾胃受克无所生施，而诸经之病蜂起矣。胃脘痛则为木克土之主要病证，即肝气犯胃而致病，则治疗之时务必虑及肝胆之特性，投剂方能不悖而收良效。如"肝为刚脏，体阴而用阳""肝胆内寄相火""肝为风木之脏，风性轻扬，善行而数变"。据此则用药宜柔勿刚，宜散勿壅，宜凉勿热，而辛香温燥之品不可轻用。

第十二节 肿瘤治疗攻补兼施

《黄帝内经》是我国现存最早的一部中医理论经典，奠定了许多中医理论的基础。《素问·遗篇·刺法论》云："正气存内，邪不可干。"《素问·评热病论》云："邪之所凑，其气必虚。"《素问·至真要大论》云："盛者泻之，虚者补之。"前两句说病机，后一句说治则，这就是攻补兼施的理论依据。《伤寒论》是我国第一部理法方药比较完善的理论联系实际中医经典，创立了三阴三阳六经辨证，把攻补兼施的理论进一步发展，制定出了具体治法方药。到了宋元时期，中华文化进一步繁荣，促进了医学的发展，出现了金元四大家，如李东垣的补土派，提出"内伤脾胃，百病由生""脾胃之气既伤，而元气亦不能充，而诸病之所由生也""胃虚则脏腑、经络皆无所受气而俱病""脾胃虚则九窍不通"的论点，强调补脾胃。张从正的攻邪派，提出"病之一物，非人身素有之，或自外而入，或由内而生，皆邪气也""先论攻邪，邪去而元气自复也"的论点，强调攻邪。《丹溪心法》中指出"凡人身上中下有块者，多是痰""百病皆由痰作祟"，治疗多以化痰为主，把攻补兼施进一步提高，强调补是补哪一个脏腑，攻是攻什么邪。明代出现了以薛己为代表的温补派，强调补益脾肾并重，如"治病必以脾胃为本，东垣、立斋之书，养生家当奉为蓍蔡也。如治脾无效，则求之于肾"，以擅用补中益气、地黄丸而著称于后世，也深化了《黄帝内经》的"治病必求其本"的指导思想。张景岳有"脾肾不足及虚弱失调之人，多有积聚之病"，洪教授在诊治肿瘤患者的过程中，总结古人的经验，认为肿瘤的发生是一个复杂而缓慢的过程，多由反复感受外邪，饮食七情劳倦内伤，而引起机体的正气虚损，痰湿内蕴，气滞血瘀，日久化热化毒，最终导致热、毒、痰、湿、瘀、虚互结而致肿瘤的发生发展变化。"盛则泻之，虚则补之"，洪教授创立了攻补兼施法治肿瘤。首先，在正气虚损方面，洪教授着重强调脾肾二脏，脾为后天之本，气血生化之源；肾为先天之本，亦为阴阳之根本。故补即扶正培本，主要是针对补益脾肾二脏的阴阳气血，常用的方法有健脾益气、温肾壮阳、滋阴补血等。其次，在实邪方面，洪教授着重强调痰是肿瘤发生发展的病理因素，亦是肿瘤复发和转移的根本原因。同时，洪教授也重视毒邪，毒邪分内毒与外毒，而肿瘤大多为内毒。内毒又分为五志过极化火而成热毒，瘀血蕴蓄日久而成瘀毒，湿浊蕴积而成湿毒，痰邪蕴久而成痰毒，毒邪与痰、湿、热、瘀病邪只是程度的不同，是其重症。最后是瘀血，与痰湿一样，既是病理产物又是致病因素，肿瘤发展到中后期都会出现血瘀证，从而导致疼痛。故攻则是祛除痰湿、瘀毒、热结之邪，常用的方法有祛湿化痰、清热解毒、活血化瘀、软坚散结等。

　　肿瘤早期，西医大部分都采用手术治疗为主，该阶段洪教授基本上是以补为主。术前主要调理脾胃，手术后因大伤元气，机体待恢复，故以补脾肾为主。中医学认为脾胃为后天之本，气血生化之源，肾为后天之本，内藏真元，故首先补益二脏。假如早期不能做手术，则主要采取攻法为主，针对肿瘤病机中热、毒、痰、湿、瘀辨证论治，分别给予清热解毒、化痰祛湿、疏肝理气、活血化瘀、软坚散结、攻逐水饮等方法。肿瘤中期，西医主要以放化疗为主，放化疗的毒性主要包括骨髓抑制、消化道反应、心肺肝肾功能损害及神经毒性等。中医学认为化疗是以毒攻毒，是毒邪，损伤人体的气血阴阳，放疗是热邪，主要损伤人体的阴液，另外肿瘤本身仍在体内，这时洪教授主张攻补并重，既要扶助正气，亦要祛除邪气，主要采取健脾和胃、益气养血、养阴生津、补肾助阳、润肺止咳、降逆止呕、补心安神、疏肝解郁、活血止痛、清热解毒、理气化痰、软坚散结等治法。晚期肿瘤，西医大多采用支持疗法，给予营养。此时洪教授主要以补为主，以攻为辅，补益人体气血阴阳，兼以攻法，因其强调痰邪，故攻法是着重理气化痰，软坚散结，如选用陈皮、半夏、炮山甲等中药。

总之，治疗癌症时，要审时度因，辨证论治，做到攻补兼施。扶正的方法主要来源于正虚侧重的不同，同时结合主要病变的脏腑而分别采用补气、补血、补阴、补阳的治法。祛邪主要针对病变采用理气行气、化痰散结、活血化瘀、清热解毒等法。做好充分的预防工作对减少发病有着举足轻重的作用，既病之后要加强饮食的调养，同时调畅情志，注意休息，才有利于癌症的康复。

第二章　肿瘤病论治

第一节 肺癌

肺癌近年来发病率不断提高，稳居我国恶性肿瘤发病首位。虽然近年来早期肺癌的检出率逐年提高，但是晚期肺癌仍占多数，严重威胁国人健康。大量的报道证明，合理运用中医药干预对于延长肺癌患者生存期、提高生活质量有益。

一、病因病机

中医理论认为肺处脏腑之顶，似华盖，为阳中之阴脏，根据临床表现，肺癌属于经典文献中"肺积""息贲""肺痿""肺疽""咳嗽"等范畴。洪老认为肺癌的发生根本原因还是由于正虚，尤其是以肺脾两脏的虚弱为主，并常贯穿疾病发生发展的始终。《景岳全书》云："凡脾胃不足及虚弱失调之人，多有积聚之病。"《活法机要》云："壮人无积，虚人则有之。脾胃怯弱，气血两衰，四时有感，皆能成积。"洪老认为"烟毒"是肺癌形成中独立的危险因素，亦是众多肺癌患者多年所受之毒邪，耗气伤阴。肺为娇脏，而烟毒辛燥，直入肺络而损，日积月累，肺络败坏，易生痰化瘀，影响肺气宣发，久而成积。此外，由于环境污染及饮食不节，各类外毒经年累犯，若积于肺内亦可为积。"痰""瘀"为肺癌最常见之标实，《杂病源流犀烛》云：

"邪积胸中，阻塞气道，气不得通，为痰为血，皆邪正相搏，邪既胜，正不得制之，遂结成形而有块。"朱丹溪认为"痰夹瘀血，遂成窠囊"。"痰""瘀"既是毒邪犯肺引起脏腑阴阳失调的病理产物，亦是引起正气虚弱、癌毒成积的致病因素。

二、平稳——治疗肺癌的基调

《广韵》云："平，和也。稳，使稳定。"《说文解字》云："稳，安也。"洪老治疗肺癌谨遵《素问·至真要大论》中"谨察阴阳所在而调之，以平为期"思想。肺癌特别是晚期肺癌是一种慢性全身消耗性疾病，阴阳消长无常，邪正斗争贯穿始终。目前绝大多数患者都经历过西医学的治疗，初期患者往往阴阳失调的情况不重，但随着疾病的进展，或者手术、放疗、化疗、靶向及免疫治疗的进行，正邪消长、阴阳渐倾，最常见的如放疗后出现的阴虚内热，多次化疗后出现的阴阳俱损（尤以阳虚为甚），疾病发展至终末期，患者表现出阴阳衰微、阴阳离决等。因此，洪老认为临证时应当首先辨清患者阴阳虚实本质，时时观察阴阳虚实的动态变化，"损其有余、补其不足、损益兼用。"

目前多数医家认为放疗属火毒之邪，易耗气伤阴，阴液亏虚出现阴虚内热之证。对此，洪老多采用养阴益气之法，常选用石斛、南北沙参、天冬、麦冬、太子参等轻清之品，滋而不腻。而患者经过多次化疗之后，药毒损伤其正气，阴阳俱损，元气受伤，常出现乏力、畏寒怕冷、纳差、腰腿酸、出冷汗、口干渴等症状，其中又往往以阳虚症状为重，洪老常以右归丸加红参、黄精、女贞子、沙苑子等，阴中求阳、阳中求阴，阴阳双补。

　　肺癌患者最常表现出咳嗽、咳痰、咳血、气急、胸闷等一系列肺部症状，又会由于癌毒流窜至他处表现出错综复杂的症状，全身症状可出现纳差、乏力、消瘦、发热等，局部症状最常见为各种疼痛。洪老认为症状是患者最主要的体会，只有稳定或改善患者的症状，延缓其进一步加重，才能提高患者的生活质量，增强患者的治疗信心。针对肺部的症状，咳痰属热者常用川贝、黄芩、桑白皮、知母，枇杷叶；咳痰属寒者常用杏仁、苏子、紫菀、款冬花，痰多加用浙贝母、半夏、白芥子、胆南星；咳痰不利常用全瓜蒌、竹沥；咳血或痰中带血常用白及、三七粉、侧柏叶；胸痛加用延胡索、川芎；胸闷气急常为肺癌晚期难治之证，伴胸腔积液常以葶苈大枣泻肺汤加防己黄芪汤加减，其中需重用黄芪。

　　至于纳差、乏力、消瘦等全身症状，洪老认为最多见肺脾虚弱之证，补益肺脾法贯彻治疗之始终。脾土为肺金之母，脾肺在生理病理上相互联系、相互影响，脾气充足则肺气有源，反之若脾胃虚弱，运化失司，无法"散精于肺"，则肺气不盈，得"土不生金"之病。"培土生金"法是中医重要的治法之一，《石室秘录》云："治肺之法，正治甚难，当转以治脾，脾气有养，则土自生金。"《古今医统》云："肺为主气之枢，脾为生气之源。"洪老最常用的基础方是异功散，在补脾的技巧上，推崇薛己"凡脾之得疾，必先察其肝，盖肝者脾之贼"的调肝补脾思想，常引用张锡纯的名言"肝木疏土，脾土营木，土得木而达之，木赖土以培之"，在"培土生金"之时注重疏肝理气之应用，在应用参、术之品之时，常佐以疏肝理气之品，如佛手、八月札、柴胡、枳壳等使木气得疏、动静结合、补而不滞。

"治而无眚曰平"意为所作之事没有偏颇过错。洪老认为肺癌虽以本虚作为根本原因，但毒、痰、瘀三者导致的标实是直接影响患者生活质量的，因此，攻法在肺癌的治疗中也具有十分重要的作用，但要辨证地处理攻和补的关系，认同国医大师周仲瑛"祛毒就是扶正"的学术观点，根据患者不同阶段正气邪实的动态变化而安排攻补之法，做到"欲攻先补，急攻缓补，以平为期""扶正不留邪，祛邪少伤正"。攻邪之时需分清邪之类型，有的放矢，痰凝为主常用山慈菇、蛇六谷、猫爪草；热毒为主常用蛇莓、白英、龙葵、半枝莲、白花蛇舌草；瘀阻为主常用莪术、蜂房、石见穿；若三邪间杂，随邪择药加减。洪老反对大剂量、多味攻邪药物的叠加，常根据邪之类型，在扶正方药基础上择二三味用之，"求精不求多，求缓不求峻"。他常教导吾辈不可"只见瘤不见人"，主张瘤难以尽除，可与之和平共处，攻补动态平衡，带瘤生存。

三、洪老治疗肺癌处方用药规律

通过洪老治疗肺癌的课题研究结果，在对250例洪老治疗的肺癌患者处方用药进行统计发现，共涉及249味中药，共4140药次，频次大于50的有17味中药，前10位依次是炒甘草、茯苓、炒白术、陈皮、太子参、蛇莓、山药、白花蛇舌草、炒白芍、薏苡仁。

根据所运用中药的功效进行统计分析，249味中药可分为24类药物，用药频率在5%以上的依次为补气药、清热解毒药、化痰散结药、理气药、补阴药、安神药、利水渗湿药、止咳平喘药。由此可以看出洪善贻教授的用药主要集中在补气理气、清热解毒、化痰散结上。

而从归经看，洪善贻教授在治疗肺癌中最喜欢运用归肺、肝、脾三经的药物，这也验证了洪善贻教授调肝补脾以治肺的学术特色。

四、注重情志

洪老还十分注重稳定肺癌患者的心态，特别是晚期患者由于对疾病进展和死亡的恐惧，常表现出焦虑或抑郁的心态，对生活和治疗缺乏信心，洪老每于处方之前，不厌其烦倾听患者心声，先以朋友之心与之共情，后以医者、长者之态鼓舞其信心，让他们认识到晚期肺癌属于慢性病而非绝症的新观念，稳定他们的情绪，用药上对于心情低落、失眠、郁闷的患者，洪老以"郁证"辨治，多采用朱丹溪之越鞠丸加定志丸，酌情加用柏子仁、合欢皮、郁金、丹参、首乌藤之品养心清心、解郁安神。

五、衷中参西

洪老年已耄耋，中医功底深厚，但并不排斥西医学。对于肿瘤西医学诊断和治疗方法亦认同，认为肺癌有放化疗或靶向、免疫治疗机会时，切不可一味放弃而单用中医药。洪老结合自身经验对近年来肺癌靶向治疗所产生的并发症，拟出新的经验方。例如：针对晚期肺癌靶向药安罗替尼导致的手足皮肤反应（HFSR）或化疗引起的手足综合征（HFS），自创"艾红双藤煎"（艾叶、红花、桂枝、鸡血藤、忍冬藤）泡洗手足，临床效果良好，入选了浙江省名中医"百医百方"；针对靶向药贝伐珠单抗、安罗替尼等引起的顽固性蛋白尿，自拟"黄石防己汤"（防己、石韦、黄芪、牛蒡子），对于降低患者尿蛋白有较好的疗效；对于靶向药物吉非替尼、埃克替尼、厄洛替尼等引起的皮疹、皮肤瘙痒，自拟"逍遥露"（黄芩、黄柏、蛇床子、马齿苋、苦参、白鲜皮）外洗患处，能祛风止痒，减轻皮疹；对肺癌化疗后白细胞下降、中性粒细胞缺乏患者，采用中药鹿角胶、龟甲、生晒参、红景天、黄精等治疗，汲取《黄帝内经》"肾主藏精，主生髓"之思想，益精填髓，保护骨髓功能。

六、验案举隅

冯某，男，60岁。2019年1月25日初诊。

主诉：确诊肺癌两肺及纵隔淋巴结转移1年，咳嗽、咳痰、胸闷2个月。

患者2018年1月因反复干咳1月就诊，CT提示左肺门占位，两肺多发小结节，纵隔淋巴结多发肿大，考虑转移癌，气管镜活检病理：中-低分化腺癌，基因检测提示未见临床有意义突变位点，予放疗序贯培美曲塞+顺铂化疗，联合贝伐珠单抗靶向治疗6个疗程，后予贝伐珠单抗维持治疗，其间干咳症状逐渐消失，2018年11月初再次出现咳嗽伴胸闷，2018年11月7日复查CT示左肺门肿块较前明显增大，两肺多发转移灶，其中数个为新发，纵隔淋巴结肿大，均考虑转移，左侧胸腔中大量积液，改予安罗替尼口服靶向治疗1个月，口服安罗替尼靶向治疗1个月后复查尿常规显示尿蛋白4+，伴手足脱屑、手足关节不利、皮肤变硬，故而停止安罗替尼靶向治疗。就诊时，患者情绪焦虑，对治疗和生活缺乏信心，倾诉良久，且自诉听从患友建议，严格忌口，不食荤腥，其间时有阵发性咳嗽，痰色白、量不多，平素怕冷喜热，头昏乏力，胸闷气紧，口淡纳差，2 个月来体重下降约 4kg，夜寐短浅易醒，大便溏薄，小便尚调，舌淡胖，苔白腻，脉弱。

西医诊断：左肺癌伴两肺及纵隔淋巴结转移，胸腔积液。

中医诊断：肺癌病。

辨证：肺脾阳虚，痰饮阻肺，悬饮内停。

治法：温阳补气，宣肺利水。

方药：生晒参 20g，炒白术 15g，茯苓 15g，陈皮 10g，炒甘草 6g，防己 15g，黄芪 100g，桂枝 10g，葶苈子 20g，石韦 15g，牛蒡子 15g，山药 30g，薏苡仁 15g，苏子 10g，白芥子 10g，制香附 10g，佛手 10g，木香 10g，炒谷芽、炒麦芽各 15g，鸡内金 10g，大枣 6 枚。共 7 剂，每日 1 剂，水煎至 300mL，每次 150mL，分 2 次温服。

并让患者予"艾红双藤煎"（艾叶 30g，红花 10g，桂枝 10g，鸡血藤 20g，忍冬藤 20g）加温水至 1500～2000mL，每日早晚两次，泡洗手足。并嘱患者尽量多食蛋、奶、鱼、虾、肉糜之品。

2019 年 10 月 22 日二诊：咳嗽、咳痰、胸闷仍存，但较前减轻，怕冷好转，胃纳转香，头晕减轻，乏力好转，大便仍溏薄，寐不佳，舌淡胖，苔薄白腻，脉弱。原方改加炒扁豆 15g，五味子 6g，石菖蒲 15g，远志 15g，再进 14 剂，煎服法同前，仍以艾红双藤煎泡洗手足。

2019 年 11 月 5 日三诊：诸症均好转，体重增加 3 斤，复查尿常规显示尿蛋白 1+，胸部 CT 提示左肺门占位，两肺多发转移灶，纵隔多发淋巴结肿大，均考虑转移，对比前片相仿，左侧胸腔少量积液。效不更方，原方加用山慈菇15g，蛇莓30g，减黄芪为30g。采用中医药治疗至今，蛋白尿已近消失，手足关节皮肤恢复正常，少量胸腔积液，病情稳定。

按语：此案患者左肺癌伴多处转移，胸腔大量积液，由于放化疗及长期靶向治疗对正气的损害，脏腑阴阳俱损，肺脾阳虚为甚，脾阳虚则怕冷喜热，运化无力则纳少便溏，生化不足则乏力消瘦，脾不升清则头晕、泄泻；脾为生痰之源，肺为储痰之器，肺失宣降则咳嗽咳痰，脾运化水湿不利，肺通调水道失司，加之癌毒在胸腔内的侵扰，故见悬饮于内，即大量的胸腔积液；靶向药毒伤害肾脏及四肢皮肤关节，故见蛋白精微漏于小便，手足关节不利；患者为疾病所累1年余，经历疾病进展和治疗毒副反应的双重打击，故情绪焦虑，缺乏信心。

洪老初诊时并不因有肿瘤而轻易投抗肿瘤药物，而是抓住疾病肺脾受阻、两脏失能之根本病因病机，予异功散及山药、大剂黄芪补益脾肺以治其本，又以防己、黄芪结合葶苈子、薏苡仁补气利水，桂枝温阳通经，配合白术共奏通阳化气、温化水饮之功，利于化解悬饮，白芥子、苏子温化痰饮、止咳降逆，减轻患者最主要之痛苦。患者口苦情绪不佳，予制香附、佛手疏肝解郁，体现其调肝健脾之补脾思想。处方中含经验方黄石防己汤内服结合外洗的"艾红双藤煎"，治疗靶向药物安罗替尼导致的蛋白尿及手足皮肤反应。并嘱患者改其严格忌口之谬，加强营养，稳定体重。统观全方，内外配合，攻补兼施，标本兼治。二诊时便已显效，然便溏泄泻、寐差仍扰，洪老以白扁豆加强健脾之功，定志丸安神定志。三诊时已达到预期疗效，正气渐复，加山慈菇、蛇莓解毒化痰抗癌，以收全功。

第二节　直肠癌

近年来，我国结直肠癌的发病率逐年上升，且有年轻化的趋势，居恶性肿瘤发病的第 3 位，严重影响人民健康。在我国，中医治疗已成为结直肠癌综合治疗中的组成部分。大量的临床试验表明，中医治疗能提高患者对手术的耐受性，增加放化疗的完成率，减轻放化疗的不良反应。中医药在结直肠癌根治术后的预防复发和转移以及在提高晚期患者生存质量、延长生存期的治疗中，发挥着举足轻重的作用。

一、病因病机

结直肠癌属于中医"肠覃""癥瘕""积聚""锁肛痔"等范畴。中医学对于肿瘤的认识源远流长。《灵枢·水胀》云：肠覃"寒气客于肠外，与卫气相抟，气不得荣，因有所系，癖而内著，恶气乃起，瘜肉乃生。其始生也，大如鸡卵，稍以益大，至其成如怀子之状，久者离岁，按之则坚，推之则移，月事以时下，此其候也。"隋代巢元方在《诸病源候论》云："癥者，寒温失节，致脏腑气血虚弱而饮食不消，聚结在内，逐渐生长块段而成。"明代《外科正宗》云："夫脏毒者，醇酒厚味，勤劳辛苦，蕴毒流注肛门结成肿块。"《外科大成·锁肛痔》云："锁肛痔，肛门内外如竹节锁紧，形如海蜇，里急后重，粪便细而扁，时流臭水。"金元四大家之一的朱丹溪在其《丹溪心法》中云："坐卧风湿，醉饱房劳，生冷停寒，酒面积热，以致荣血失道，渗入大肠，此肠风脏毒之所由作也。"中医学认为肿瘤不是一个局限性的疾病，而是一种全身性的疾病。由于各种致病因素的作用，使得机体阴阳失调、脏腑经络气血功能障碍，从而引起气滞、血瘀、痰凝、湿聚、热毒等各种病理状态的发生。这些因素进一步发展、相互作用便导致了癥块的形成。

二、验案举隅

案例1

陈某，男，61岁。2019年7月19日初诊。

主诉：直肠癌术后6个月余，大便时干时稀2个月。

患者于6个月余前因大便形状改变就诊，电子肠镜检查提示直肠肿物，结合病理；直肠多发息肉？活检病理提示腺癌。随即于该院行"直肠癌根治术"，术后病理示直肠溃疡型中分化腺癌，大小4cm×3cm×0.8cm，浸润至外膜纤维脂肪组织，神经侵犯（+），脉管癌栓（+），见淋巴结转移。术后行"伊立替康+氟尿嘧啶"化疗6周期，化疗期间出现白细胞下降，予对症升白治疗好转。2个月前患者出现大便时干时稀，平均每日大便1～2次，无便血。就诊时患者情绪低落，语气低微，因不能正常大便焦虑，体重下降，夜寐欠安，头昏，乏力，口淡，纳差，舌淡胖，苔白，脉虚缓。

西医诊断：直肠恶性肿瘤术后。

中医诊断：结直肠癌病。

辨证：脾胃气虚，痰湿中阻。

治法：益气健脾，燥湿化痰。

方药：太子参 15g，炒白术 10g，薏苡仁 20g，茯苓 15g，猪苓 10g，陈皮 10g，黄芩 10g，炒枳壳 10g，淡竹茹 10g，广藿香 10g，炒甘草 5g。共 7 剂，每日 1 剂，水煎至 300mL，每次 150mL，分两次温服。嘱患者多蛋、鱼、虾、肉类。

2019 年 7 月 23 日二诊：大便性质较前稳定，成形，但仍有便溏，每日大便 1 次，头晕、乏力好转，但仍纳少，偶有嗳气。舌淡，苔薄白，脉虚。原方去薏苡仁，加炒麦芽 30g，炒稻芽 30g，木香 10g，淡竹茹改姜竹茹 10g。

2019 年 7 月 30 日三诊：诸症均好转，体重回升，复查血常规、大便常规、生化类未见异常。采用中医治疗至今，症状改善，病情稳定。

按语：此案患者直肠癌根治术后，术后化疗 6 个周期，由于手术治疗加化疗对身体正气的损害，脏腑阴阳俱损，以脾胃气虚为主，脾与胃通过经脉相互络属而构成表里关系。胃主受纳，脾主运化，两者之间的关系是"脾为胃行其津液"，共同完成水饮食物的传化过程。由于脾胃在生理上的相互关系，因而二者在病理上也是相互影响的。脾为湿困，运化失职，清气不升，即可影响胃的受纳与和降，脾胃气虚，气血生化不足，脾气虚，肺气亦虚，故语气低微、乏力；脾胃气虚，胃纳不健，则纳差食少；脾运不健，湿浊内生，则大便时干时稀，舌淡胖，苔白，脉虚缓。

洪老师初诊时并不因患者患有肿瘤而轻易选择抗肿瘤药物，而是抓住脾胃气虚的病根和运化不健的病因病机，予六君子汤加减，以益气健脾、燥湿化痰。太子参补脾胃之气，炒白术健脾燥湿，与太子参互用，益气健脾之力更强。脾喜燥恶湿，喜运恶滞，故以茯苓、猪苓健脾渗湿，合白术互增健脾祛湿之功。淡竹茹清热除烦，广藿香芳香化浊，炒甘草益气和中，又能调和诸药。此方是治疗脾胃气虚证的常用方，也是补气之基础方，药性甘温，益气健脾助运，适脾欲缓喜燥之性。

案例 2

苏某，男，70 岁。2019 年 5 月 10 日初诊。

主诉：直肠癌伴肝转移、淋巴结转移 1 年余，伴乏力 20 余天。

患者 2018 年 3 月底因腹胀就诊于宁波市第一医院，查腹部 CT 示肝右叶占位。电子肠镜示直肠肿物，请结合病理。病理活检示低分化腺癌。遂至明州医院检查，PET-CT 结果示直乙交界区肠壁明显增厚，病变肠周多发淋巴，肝左右叶交界区稍低密度灶，FDG 代谢均不同程度增高。考虑肠癌伴肠周多发淋巴结转移及肝转移瘤。化疗 2 周期（具体方案及剂量不详）后，自行停药，就诊时患者面色萎白、语气低微，自诉心悸、虚烦失眠、神疲健忘，时有心烦胸闷，胃纳少，舌红，苔白，脉细微。

西医诊断：直肠癌术后。

中医诊断：结直肠癌病。

辨证：脾胃气虚，阴虚血少。

治法：益气健脾，滋阴养血。

方药：太子参 15g，茯苓 15g，生甘草 10g，北沙参 10g，半枝莲 30g，酸枣仁 20g，合欢皮 30g，远志 6g，土茯苓 30g，灯心草 3g，焦栀子 6g，丹参 20g，郁金 10g。共 7 剂，每日 1 剂，水煎至 300mL，每次 150mL。

2019 年 5 月 17 日二诊：睡眠改善，虚烦减少但仍存，食欲好转，诉眼屎略多，口舌生疮，便干。舌红，苔薄白，脉虚。原方去酸枣仁，加菊花 30g，蒲公英 30g。

2019 年 5 月 24 日三诊：诸症好转。睡眠安慰，眼屎减少，大便每日 1 次，成形，心悸减少，采用中医治疗至今，症状改善，病情稳定。

按语：此案患者直肠癌伴肝转移、淋巴结转移，患者平素生活习惯不规律，嗜食肥甘厚腻，损伤脾胃功能，脾胃同居中焦，互为表里，既密不可分，又功能各异。胃主受纳和腐熟水谷，脾主运化而输布营养精微；脾主升清，胃主降浊，相反相成。脾气升，则水谷精微得以输布；胃气降，则水谷精微及其糟粕才得以下行。一纳一化，一升一降，共同完成水谷的消化、吸收、输布及生化气血之功能。小肠之疾多表现为脾胃病变，大肠之病则为传导功能失常。脾气虚肺气亦虚，故语气低微、乏力。患者患病后，思虑不安，纳差，至心肾阴亏血少，虚火内扰。心肾阴血不足，一则血不养心，心神不安，再则阴虚火旺、扰乱心神，故虚烦失眠、心悸怔忡、面色萎白；阴虚血少，髓海不充，故神疲健忘；阴虚火旺，上炎则口舌生疮，眼屎增多，下迫则大便干结。舌红，苔白，脉细微。

洪教授初诊该患者，虽患者癌邪仍在体内，但未以药性较重的烈药解毒散结，而是抓住患者主要证型，辨证论治，方用六君子汤和天王补心丹加减，以益气健脾、滋阴养血。太子参补脾胃之气；茯苓健脾渗湿；酸枣仁养心安神；远志安神定志，交通心肾；丹参清心安神，养血活血；半枝莲、土茯苓清热解毒，利水渗湿；北沙参养阴清肺；合欢皮解郁安神；灯心草清心火、利小便；焦栀子泻火除烦，清热凉血；郁金行气解郁、清心凉血。诸药合用共奏益气健脾、滋阴养血、补心安神之效。

第三节　胃癌

胃癌是我国常见恶性肿瘤，居于恶性肿瘤发病率的第 2位。近年来，诸多证据表明中医药配合放、化疗应用于晚期胃癌患者，在提高生存质量、延长生存期、提高免疫力等方面具有优势。

一、病因病机

中医古文献中，胃癌属于"胃脘痛""反胃""噎膈""伏梁"等范畴。其发生与六淫、七情、劳伤、饮食有关。张元素曰："壮人无积，虚人则有之。皆由脾胃怯弱，气血两衰，四时有感，皆能成积。"《景岳全书》云："凡脾胃不足及虚弱失调之人，多有积聚之病。"洪老结合多年临床经验，亦认为胃癌基本病机以脾胃虚弱为本，气滞、痰凝、血瘀、癌毒为标。脾胃为后天之本，气血生化之源，饮食及情志失调、劳逸失度、邪毒侵袭致脾胃受损，水谷不化而生痰湿浊邪，阻滞气机，或阴虚血热成瘀，痰瘀互结成肿瘤。

二、三型分治，慎用峻药

洪老谨遵《素问·至真要大论》中"谨察阴阳所在而调之，以平为期"的思想，认为中医治疗需通过促进"阴阳自和"，达到"阴平阳秘"。对于晚期胃癌，中医治疗目的为改善患者体质，减轻患者痛苦，延长带瘤生存时间。晚期胃癌病机证型错综复杂，常常无从下手，洪老认为无论多复杂，首先辨别气机阻滞、痰湿中阻、气阴两虚三证，用药不该面面俱到，而要抓住主要矛盾。在辨治以上三证基础上，再兼顾其他证型。洪老常提"欲攻先补，屡攻屡补，以平为期"，处方选药讲究调节机体平稳。

很多中药经药理实验证实有抑制肿瘤作用，包括清热解毒类、活血化瘀类、软坚散结类、虫类药。洪老认为晚期胃癌大多正气已虚，癌毒难消，不宜峻攻，而应以辨证补养、调理气机为主，讲究"以平为期"，在辨证施治基础上适量选用半枝莲、白花蛇舌草、藤梨根、龙葵、蒲公英、蜈蚣、全蝎等药物，常只选2～3种药物，剂量多不超过30g，并配伍养胃之品。洪老常言"善用毒者治病，滥用毒者致命"，讲究缓慢持久调治，而不强求用口服中药杀灭肿瘤。

三、养生调摄

洪老认为良好的生活习惯也是晚期胃癌治疗的重要组成部分。患者当戒烟酒，调畅情志，保持乐观，劳逸结合，起居有度。坚持适量运动，如太极拳、慢跑等，避免久坐久卧。洪老主张食五谷杂粮、新鲜蔬菜，适量水果、坚果，每周吃数次鱼、蛋、豆类等优质蛋白质食物，每月吃数次动物肉类，同时避免高糖高盐高脂饮食。

四、验案举隅

案例 1

患者，男，56岁。2016年8月5日初诊。

主诉：胃癌术后2年，胃脘胀痛5天。

患者2014年7月出现左上腹隐痛，胃镜活检病理：（胃角）中－低分化腺癌。于2014年8月16日行"胃癌根治术"，术后病理："胃角"中－低分化腺癌（溃疡型，大小9cm×4cm×0.8cm），浸润浆膜层，胃小弯侧淋巴结1/5枚转移。术后行辅助化疗。2016年7月复查CT示腹膜后多发团块灶，淋巴结转移可能。自述5天前起出现胃脘胀痛，伴恶心、反酸、头晕、纳差、乏力，大便溏稀，小便尚调，舌淡苔白，脉弦细。

西医诊断：胃癌术后。

中医诊断：胃积。

辨证：气机阻滞，升降失调。

治法：健脾升清，和胃降浊。

方药：党参15g，炒白术15g，黄芪50g，茯苓20g，山药30g，薏苡仁15g，半夏15g，旋覆花15g，代赭石15g，桔梗10g，枳壳10g，延胡索15g，川楝子6g，炒谷芽、炒麦芽各15g。共7剂，每日1剂，水煎至300mL，每次150mL，分2次温服。

2016 年 8 月 12 日二诊：胃脘胀痛减轻，恶心、反酸好转，胃纳转香，头晕减轻，乏力仍存，大便仍溏稀，舌淡苔薄，脉细。原方改党参 20g，加炒扁豆 15g，再进 7 剂，煎服法同前。

2016 年 8 月 19 日三诊：诸症均好转，予六君子汤 7 剂善后。两周后随访，诸症未复发，半年后随访病情平稳。

按语：脾胃居中焦，脾升胃降，脾气不升则可见眩晕、泄泻、腹胀、脱肛，胃气不降则嗳气、呃逆、呕吐。《黄帝内经》云："清气在下，则生飧泄，浊气在上，则生䐜胀。"临床上既有以实为主之胃气不降，也有以虚为主的脾虚不升，所谓"实则阳明，虚则太阴"，久之又多呈虚实夹杂之象。洪老认为治疗时降胃气要顾及脾气升，升运脾气又要不碍胃气降。治法上用"升清降浊"法解除中焦壅滞，使气机升降协调。升脾常选补中益气汤，药用党参、黄芪、白术、茯苓、山药、薏苡仁等；降胃常用半夏、降香、旋覆花、代赭石、枇杷叶等。另辅以少量疏肝理气之品加强中焦健运，常用柴胡、香附、枳壳、八月札、川芎、苏梗、木香等。

此案患者术后有复发迹象，但未经病理检查证实。气机阻滞则胃脘胀痛，脾不升清则头晕、腹泻，胃气不降则恶心、反酸，脾胃运化失常则纳差、乏力。洪老并不因有肿瘤复发迹象而轻易投抗肿瘤药物，而是抓住气机阻滞、升降失调的主要病机，予党参、炒白术、山药及大剂黄芪健脾益气，半夏、旋覆花、代赭石、茯苓、薏苡仁和胃降浊，桔梗、枳壳一升一降调理中气，少量延胡索、川楝子疏肝止痛，炒谷麦芽改善胃纳。二诊时便已达到良好疗效，洪教授认为气机阻滞证中，以脾气虚为主而胃气逆为辅，用药时应根据病情调整用药剂量，不可一味降气，降逆之品宜中病即止。故二诊时洪老减少了半夏、旋覆花、代赭石，而加强了健脾之品。三诊时已达到预期疗效，再以六君子汤巩固疗效，体现了洪老"以平为期"的思想。

案例 2

患者，男，59 岁。2017 年 10 月 16 日初诊。

主诉：恶心、呕吐 1 周。

患者 2017 年 2 月出现黑便，当时无腹痛、腹泻，无恶心、呕吐，于宁波市李惠利医院查胃镜活检病理示腺癌。行 PET–CT 示胃癌伴胃周淋巴结转移，肝脏多发转移，右肺转移。CEA：192.35ng/mL。行"FOLFOX 方案"化疗 5 个疗程。1 周前出现恶心、呕吐，吐黏痰涎沫。腹部 X 线示未见肠梗阻。舌淡，苔白腻，脉滑。

西医诊断：胃癌。

中医诊断：反胃。

辨证：痰湿中阻，胃气上逆。

治法：化痰祛湿，和胃降逆。

方药：淡竹茹 15g，炒枳壳 15g，陈皮 10g，半夏 15g，茯苓 20g，甘草 6g，薏苡仁 15g，泽泻 15g，胆南星 6g，瓜蒌 15g，地龙 10g。共 7 剂，日 1 剂，水煎至 300mL，每次 150mL，分 2 次温服。

2017 年 10 月 23 日二诊：恶心、呕吐减轻，苔白，厚腻程度减轻，能进软食，大便软，舌淡，脉滑。前方去竹茹、胆南星、地龙，加苍术 15g，厚朴 10g，白术 15g，再进 7 剂，煎服法如前。

2017 年 10 月 30 日三诊：无恶心、呕吐，进食如常，大便每日一行，舌淡红，苔薄，脉和缓。予二陈汤加党参 15g，白术 15g。7 剂善后。两周后随访，恶心呕吐未复发。

按语:《医学正传》云"自气成积,自积成痰,痰夹瘀血,遂成窠囊",《疡科心得集》云"癌瘤者,非阴阳正气所结肿,乃五脏瘀血浊气痰滞而成",《丹溪心法》云"凡人身上、中、下有块者,多是痰",均说明痰与肿瘤有密切相关性。痰湿亦能阻滞中焦气机,临床上多见腹胀、便溏,泛吐黏痰,舌淡白、苔厚腻。洪老首选化痰燥湿之二陈平胃散,药用半夏、陈皮、茯苓、苍术、厚朴、莱菔子等;次以温胆汤为基础,伍用胆南星、石菖蒲、桔梗、地龙、象贝母、瓜蒌皮等。洪老治痰喜用地龙一味,认为地龙上可清肺,下可利尿,兼以通络,导痰下行功效尤为明显。

本按患者胃癌未切除且已多发转移,出现恶心、呕吐,首先应排除消化道梗阻。带瘤患者,表现为痰湿中阻证较多,本案中洪老初诊紧抓吐黏痰涎沫、苔白腻的主症,以温胆汤为主方,加胆南星、瓜蒌、地龙化痰降逆,薏苡仁、泽泻利湿,而未用健脾开胃之品,旨在"急则治其标",快速祛除痰湿之邪。二诊时收效,去竹茹、胆南星、地龙,减少化痰之品,加入苍术、白术、厚朴,旨在健脾化湿理气,平衡与化痰药物比重。三诊进一步好转,只余二陈汤加党参、白术善后,旨在巩固祛痰湿疗效,并健脾胃益气,脾胃健运则痰湿不生。本案患者化疗只能短暂控制病情进展患者,中医药治疗目的为延长带瘤生存时间,提高生存质量。若在方中加大量抗肿瘤中药亦是无益,反而可能进一步损伤脾胃,因此当慎重用之,时时注意"以平为期"。

案例 3
患者,女,65 岁。2018 年 6 月 23 日初诊。
主诉:胃癌术后 5 年,伴胃脘隐痛、全身乏力、口渴 1 个月。

患者 5 年前出现胃痛、黑便。查胃镜病理示低分化腺癌。2013 年 6 月 9 日在宁波市明州医院行"胃癌根治术",术后病理示胃窦小弯侧低分化腺癌(溃疡型,最大径 3cm×1.2cm),浸润至浅肌层。小弯侧淋巴结 8/19 转移,大弯侧淋巴结 4/8 转移。术后行 XELOX 方案化疗 6 疗程,放疗 1 疗程。治疗后时常胃脘隐痛、神疲乏力、气短、纳差、口干、便少,舌红,舌下有瘀点,苔少,脉细数。

西医诊断:胃癌术后。

中医诊断:胃积。

辨证:气阴两虚。

治法:益气养阴,化瘀解毒。

方药:太子参 30g,生黄芪 50g,白术 15g,南北沙参各 15g,天冬 10g,麦冬 10g,鲜石斛 12g,玉竹 15g,炒谷麦芽各 20g,藤梨根 20g,红藤 20g,桃仁 10g,当归 10g。共 7 剂,日 1 剂,水煎至 300mL,每次 150mL,分 2 次温服。

2018 年 6 月 30 日二诊:胃脘隐痛减轻,乏力、气短较前好转,口干、胃纳较前改善,大便增多,仍舌红,脉细数。效不更方,前方加鳖甲 15g,再进 14 剂,煎服法如前。

2018 年 7 月 13 日三诊:胃脘隐痛、乏力、气短好转,口干、胃纳较前进一步改善,舌下瘀点消失,舌淡红,苔薄,脉和缓。予上方再进 14 剂。半年来患者持续此法调理,每季度复查病情稳定。

按语:晚期胃癌经放化疗或肿瘤消耗日久多见气虚或阴虚证,亦多见气阴两虚证,患者疲劳乏力、气短、纳差、便少,舌淡或红,苔少甚至镜面舌。叶天士在《临证指南医案》中指出:"太阴湿土,得阳始运;阳明燥土,得阴自安,以脾喜香燥，胃喜柔润也。"吴瑭曾述："十二经皆禀气于胃，胃阴复而气降得食，则十二经之阴皆可复矣。"洪老治气虚多用党参、太子参、黄芪、白术、山药等，其中黄芪常重用50～100g；阴虚多用南北沙参、天麦冬、百合、鲜石斛、玉竹、黄精、枸杞子、龟甲、鳖甲等。洪老喜用鲜石斛，认为其滋阴效果强于干石斛，常嘱患者另煎后饮汤嚼服。气虚者未必见阴虚，阴虚者多兼气虚，见证用药，用量宜大，并辅以炒谷麦芽、陈皮以免妨碍脾胃。

　　本案患者胃癌虽经手术切除，但当时已有淋巴结转移，故术后再辅予放化疗。放化疗损伤气阴，故见上症。洪老一诊予大剂益气养阴之剂，特别是生黄芪用至50g，鲜石斛12g，二诊三诊效不更方，继续坚持一法治之。此案中洪老加用藤梨根、红藤抗肿瘤之品，不同于前两案，洪老认为此类患者治疗重点除了辨证论治，更要时刻注意防止肿瘤复发。因各种治疗手段叠加使气阴两虚、邪盛无制，肿瘤易复发转移。在益气养阴的基础上，予以抗肿瘤中药，且需一定剂量的长期维持，可以使病情稳定更长时间。

第四节　食管癌

食管癌，古称"噎嗝"，是我国居民常见的一种恶性肿瘤，以进行性吞咽困难为典型临床表现，其发病率及死亡率分别居我国全部恶性肿瘤的第 5 位和第 4 位，常用的治疗手段有手术治疗、放射治疗、化学治疗、靶向治疗以及中医药治疗等。中医药与西医学的相互结合可取长补短，中医药治疗在食管癌各个分期均有一定疗效。

一、病因病机

中医学对食管癌病因病机的认识，最早见于《黄帝内经》，其言"三阳结谓之隔"。其后历代医家从不同角度进行了分析，《三因极一病证方论》云："喜怒不常，忧思过度，恐虑无时，郁而生涎，涎与气搏，升而不降，逆害饮食，与五膈同，但此在咽嗌，故名五噎。"指出情志因素致病。朱丹溪云："夫气之初病，或饮食不谨，或内感七情，或食味过厚，偏助阳气，积成膈热。"阐释了饮食不节，损伤脾胃，促进食管癌的发生及发展。《瞻山医案》指出："夫噎膈证，惟老年人及精气亏虚者方有此病，而少壮者少有，则噎膈证原于虚损。"提出年老体弱，脏腑衰竭，不能抵御外邪，亦可促进食管癌发生发展。综上，痰邪、气虚、血瘀、癌毒、火邪、燥邪是其主要病因，肺、胃、脾、肾脏腑功能失调是其致病的关键。

二、验案举隅

案例 1

患者，男，67 岁。2019 年 10 月 11 日初诊。

主诉：食管癌术后 6 月余，乏力 3 个月。

患者于 2019 年 3 月因吞咽困难、进食固体食物时明显就诊于鄞州人民医院。胃镜检查示胃溃疡，距门齿 25～28cm 食管肿块伴狭窄。活检病理示（胃角）黏膜性炎，Hp（+），（食管）鳞状细胞癌。遂在该院行"胸腔镜联合食管癌根治术 + 胃食管颈部吻合术"，术中出现大出血，予输血等对症治疗，术后病理示鳞状细胞癌，浸润至食管壁全层，脉管内癌栓（+），神经侵犯（－），淋巴结转移。术后拟行化疗，但因患者红细胞、血红蛋白较低，西医治疗后未见好转，未完成化疗。3 个月前患者出现乏力，面色萎白或无华，头晕目眩，气短懒言，不思饮食，心悸怔忡。就诊时患者语气低微，四肢倦怠，面色苍白，消瘦，体重下降约 5kg，夜寐欠安，头昏乏力，舌淡苔薄白，脉虚大无力。查血常规提示血红蛋白 63g/L。

西医诊断：食管恶性肿瘤术后。

中医诊断：食管癌。

辨证：气血两虚。

治法：益气补血。

方药：当归 15g，川芎 15g，熟地黄 15g，炒白芍 15g，太子参 20g，炙甘草 15g，炒白术 15g，茯苓 15g，炒麦芽 30g，炒鸡内金 30g，佛手 10g。共 7 剂，每日 1 剂，加生姜 5 片，枣 1 枚，水煎至 300mL，每次 150mL。

2019 年 10 月 18 日二诊：乏力好转，面色较前红润，气短懒言减轻，食欲略增加，入睡困难，且多梦易醒，偶有胸闷不舒。血常规检查示血红蛋白 80g/L。上方加酸枣仁 20g，远志 10g，玫瑰花 6g。

2019 年 10 月 25 日三诊：乏力改善，面色红润，食欲佳，睡眠安稳，诸症好转。复查血常规示血红蛋白 100g/L。上方续服，病情稳定，血红蛋白回升。

按语：气是维持人体生命活动最基本的物质，气的固摄作用主要体现在防止血、津液等液态物质无故流失。血具有营养和滋润全身的生理功能，具体体现在面色的红润、肌肉的丰满和壮实、皮肤和毛发的润泽有华，也是精神活动的主要物质基础。该患者手术期间失血过多，耗伤气血，术后失养，久病耗伤，机体失养。气血两亏，不能上荣于头面，故面色萎白无华、头晕目眩；气虚失养，故四肢倦怠、短气懒言、不思饮食；血不养心，故心悸怔忡；气血俱弱，营卫失和，脉虚大无力，为气血两虚之象。

洪教授初诊该患者时，根据患者的病史、症状选用八珍汤加减，太子参、熟地黄滋阴补血，炒白术补气健脾，当归养血和血，茯苓健脾渗湿，炒白芍养血和营，川芎活血行气，炙甘草益气和中，调和诸药；煎加生姜、大枣，振奋中焦之气，调和气血；酸枣仁养心安神，远志安神定志、交通心肾，玫瑰花理气解郁。本方为补气之四君子汤与补血之四物汤合方而成，故称"八珍汤"，兼具补气、养血之力，为气血双补之代表方。

案例 2

患者，胡某，67 岁。2020 年 11 月 6 日初诊。

主诉：食管癌根治术后 12 年，健忘 1 个月。

患者于 2008 年 7 月因吞咽困难，进食固体食物明显加重就诊于宁波市第二医院，行食管钡餐检查示食管中段占位，性质待定。遂在该院行"食管癌根治术"，术后病理示食管中段中分化鳞状细胞癌，浸润至外膜，局部有淋巴结转移。术后行化疗 6 周期，方案为"紫杉醇＋奈达铂"，未行放疗，化疗期间胃肠道不良反应较剧烈，化疗结束后仍恶心呕吐数月。之后经常频繁就医检查，略有不适即焦虑难安。1 个月前患者出现健忘、失眠、心悸怔忡、盗汗虚热、食少纳差，就诊时患者面色萎黄，四肢倦怠，郁闷不舒，皮下可见紫癜。舌淡，苔薄白，脉细弱。

西医诊断：食管恶性肿瘤术后。

中医诊断：食管癌。

辨证：心脾气血两虚证。

治法：益气补血，健脾养心。

方药：炒白术 15g，茯神 15g，黄芪 15g，龙眼肉 15g，酸枣仁 15g，党参 10g，木香 9g，炙甘草 6g，当归 5g，远志 5g，郁金 10g，合欢皮 10g。共 7 剂，每日 1 剂，加生姜 5 片，枣 1 枚，水煎至 300mL，每次 150mL。

2020 年 11 月 13 日二诊：面色改善，四肢较前有力，仍存在健忘，食欲略好转，盗汗未改善，出现腰膝酸软，偶有视物昏花。上方加熟地黄 10g，山药 10g，茯苓 12g。

2020 年 11 月 20 日三诊：面色正常，健忘改善，记忆力有所恢复，可每日出行散步，食欲改善，睡眠安稳，皮下紫癜减少，诸症改善。上方再服 7 剂。

按语：该患者患病后，思虑过度，劳伤心脾，气血日渐消耗。心脾气血暗耗，神无所主，意无所藏，故见心悸怔忡、健忘失眠。脾虚运化无力，化源不足，气血衰少，而见食少体倦、面色萎黄、舌质淡、苔薄白、脉细弱。阴血亏虚，虚阳浮越，也可见盗汗虚热；脾主统血，脾虚如不能摄血，则表现为各种出血证。

洪老师认为该病应心脾同治，重在补脾；气血并补，重在补气。黄芪甘温，补脾益气；龙眼肉甘平，既补脾气，又养心血。党参、炒白术皆为补脾益气之要药，与黄芪为伍，补脾益气之功颇彰。当归补血养心，酸枣仁宁心安神，二药与龙眼肉相伍，补心血，安神志之力更强；茯神养心安神；远志安神益智；佐以理气醒脾之木香，与诸补气养血药相伍，补而不滞；合欢皮、郁金行气解郁安神；炙甘草补益心脾之气，并调和诸药；引用生姜、大枣，调和脾胃，以资化源。本方为治心脾两虚、气血不足证之常用方。

第五节 恶性淋巴瘤

恶性淋巴瘤是原发于淋巴结和淋巴组织的恶性肿瘤。该病多发于青壮年，发病年龄高峰在 20～40 岁，男性多于女性。淋巴瘤可发生于身体的任何部位，淋巴结、扁桃体、脾和骨髓最易受到累及。无痛性、进行性淋巴结肿大和局部肿块是其特征性的临床表现，可伴有某些器官的压迫症状。根据组织病理学特征，可将其分为霍奇金淋巴瘤（HL）和非霍奇金淋巴瘤（NHL）两大类。

中医学古籍中有许多类似淋巴结肿大的记载，包括的病种也比较复杂，有一些描述与恶性淋巴瘤相似，如"恶核""失荣""石疽""痰核"等。明代王肯堂著《证治准绳》中述石疽是"痈疽肿硬如石，久不作脓者是也"。明代陈实功著《外科正宗》述"失荣者……其患多生于肩之上。初起微肿，皮色不变，日久渐大，坚硬如石，推之不移，按之不动，半载一年，方生隐痛，气血渐衰，形容瘦削，破烂紫斑，渗流血水，或肿泛如莲，秽气熏蒸，昼夜不歇，平生疙瘩，愈久愈大，越溃越坚，犯此俱为不治"。这个描述很像颈及锁骨上区的恶性淋巴瘤。《类证治裁》云："痰核专由肝胆经气滞，痰结毒深固而成。"王维德著《外科证治全生集》记述："不痛而坚，形大如拳者，恶核失荣也。"以上记载说明中医学对于淋巴结肿大的疾病早有认识，其中"恶核""失荣""石疽""痰核""阴疽"等均与恶性淋巴瘤表现有一致之处。

一、病因病机

根据中医经典的论述，结合多年临床经验，洪老认为，本病可为寒痰凝滞、毒陷阴分，或寒凝气结，或风热血燥而引起，内由七情饮食所伤。肝气郁结，郁而化火，灼津成痰，气滞血凝，积而成结，日久缠绵，脏腑内虚，肝肾亏损，气血双亏。故多表现为本虚标实、速长难消。临床多从寒痰凝滞，风燥痰凝、痰瘀互结、肝肾阴虚、气血双亏等予以分型辨治。

二、治疗

洪老根据《素问·至真要大论》中"寒者热之，热者寒之，坚者削之，结者散之，留者攻之，燥者濡之"等治疗原则，结合临床类型予以辨证施治。同时，洪老在施治的过程中谨遵"保后天之本"及"固先天之本"的原则。脾主水谷运化，精微物质的化生，后天气血的生成都仰赖于脾胃功能的正常。后天气血生化之源不充，加之肿瘤的消耗，常引起恶病质，给肿瘤的治疗（手术、放化疗及中医治疗）带来困难，因此洪老非常注重后天之本的调理。肾是先天之本，是人体阴阳之根本，是生命的源泉。肿瘤患者大多年老肾气衰退，肾气亏虚，脏腑功能、阴阳气血容易失调，引起疾病恶化，故洪老认为固先天之本亦同样重要。

三、验案举隅

案例 1

杨某，男，74 岁。2015 年 6 月 5 日初诊。

主诉：确诊霍奇金淋巴瘤 1 年余，发热伴乏力 1 个月。

患者 2014 年 4 月因"发现双侧颈部淋巴结进行性肿大 1 年余"就诊，2014 年 4 月 15 日予行"淋巴结摘除术"，术后病理示（淋巴结）淋巴组织增生，需免疫组化标记。免疫组化 B：CD20（＋）、CD79a（＋）、CD3（－）、Pax-5（弱＋）、CD21（－）、Cd15（－）、CD30（＋）、Ki-67（＋）、Oct-2（－）、Bob.1（－）、EMA（＋）、ALK（－）、CD57（－）、EBER（＋）、CD35（－）、S-100（－）、CD1a（－）、Langerin（－）。（淋巴结活检）淋巴组织增生，结合免疫组化标记，考虑霍奇金淋巴瘤，倾向富淋巴细胞型。2014 年 4 月 27 日查 PET-CT 提示全身多发高 FDG 代谢肿大淋巴结，右侧口咽壁 FDG 代谢升高，脾大伴 FDG 代谢弥漫性升高，全身骨骼多发 FDG 代谢升高灶，均考虑淋巴结侵及。2014 年 4 月 30 日起予行 ABVD 方案化疗 4 周期，其间复查淋巴结灶较前有缩小趋势，后因淋巴结缩小后又增大，属于难治复发淋巴瘤，颈部、左下颌及锁骨上多发淋巴结肿大，遂再行 CHOP 方案化疗 5 个周期，过程顺利，全身淋巴结缩小后出院。2014 年 10 月 8 日复查 PET-CT 示全身多发高 FDG 代谢肿大淋巴结，脾大伴 FDG 代谢弥漫性轻度增高，T2、T12、L4 椎体多发 FDG 代谢升高灶，考虑淋巴瘤化疗后残留肿瘤活性。与 2014 年 4 月 27 日 PET-CT 比较，病灶明显减少、缩小，肿瘤活性明显减低。就诊时患者精神欠佳，因心系肿瘤变化而担忧思虑，情绪低落，自行严格忌口，不食荤腥，恐惧淋巴结增大。而近 1 个月来反复低热，伴有乏力、汗出、咳嗽气紧、食欲不振、腰膝酸软、口干舌燥。大便秘结，小便尚调。舌红暗，苔薄白少津，脉细弱。

西医诊断：霍奇金淋巴瘤，富淋巴细胞型。

中医诊断：淋巴癌。

辨证：气阴两虚。

治法：益气养阴，化痰散结。

方药：太子参 15g，北沙参 15g，南沙参 15g，山药 20g，炒白芍 10g，紫草 10g，夏枯草 15g，生牡蛎 30g，金银花 15g，绵茵陈 30g，蝉蜕 10g，僵蚕 10g，生甘草 5g，炒薏苡仁 30g。共 7 剂，每日 1 剂，水煎至 300mL，每次 150mL，分 2 次温服。并嘱患者尽量多食蛋、奶、鱼、虾、肉糜等。保持情绪平和，起居有度。

2015 年 6 月 12 日二诊：乏力症状仍存，但较前减轻，发热好转，气短减轻，自汗减少，胃纳转香，但出现大便黏腻、溏薄。舌红，苔白腻，脉细滑。原方去金银花、绵茵陈，改加地肤子 15g，石榴皮 15g，以清热利湿、涩肠止泻，再进 7 剂，煎服法同前。

2015 年 6 月 19 日三诊：诸症均好转，体重增加 4 斤，复查淋巴结较前相仿。效不更方，原方去南沙参，加用山慈菇 6g，以加强化痰散结之效。

2015 年 6 月 26 日四诊：诸症均好转，效不更方，原方加用炒白术 15g，炒山楂 30g，以顾护脾胃。采用中医药治疗至今，多次复查病情稳定。

按语：此案患者诊断霍奇金淋巴瘤，由于长期化疗及其他抗肿瘤治疗对正气的损害，元气大伤，耗津夺液，耗气伤阴，肺、脾、肾三脏为甚，脾气虚则运化无力，见神疲乏力、食少纳呆；生化不足则乏力消瘦，脾不升清则头晕。肺气虚则见少气懒言，肺卫不固肌表则见汗出；阴伤则阳亢，故见五心烦热，阴伤少津不能上达于口舌，故见口干舌燥，不能下达大肠，肠道干涩失润，则见大便秘结。脾为生痰之源，肺为储痰之器，肺失宣降则咳嗽咳痰。肾气虚则见腰膝酸软。舌红暗、苔薄白少津、脉细弱均为气阴两虚之象。患者经历疾病进展和治疗毒副反应的双重打击，情绪低落，时时担忧。

洪老初诊时并不因有肿瘤而轻易投抗肿瘤药物，而是抓住疾病气阴两虚、脏腑失能之根本病因病机，予益气养阴为治则，方中太子参、北沙参、南沙参、山药等补气养阴以治其本。在此基础上，予适量的清热解毒、化痰散结之品以治其标，标本兼治，并嘱患者加强营养，稳定体重，保持情绪平和，起居有度。统观全方，内外配合，攻补兼施，标本兼治。二诊时便已显效，然大便溏薄黏腻，洪老以地肤子、石榴皮加强清热利湿、涩肠止泻之功。三诊时已达到预期疗效，正气渐复，遂去南沙参以减其寒凉，加山慈菇化痰抗癌，以收全功。四诊时加炒白术、炒山楂以健脾和胃消食，调摄后天之本，以促正气之恢复。

案例 2

桂某，男，53 岁。2019 年 11 月 15 日初诊。

主诉：确诊霍奇金淋巴瘤 1 年余。

2018 年 10 月患者无明显诱因下出现颈部肿块，约 2cm×2cm，质中，边界清，无吞咽困难，无红肿热痛，无恶寒、发热，无咳嗽，至李惠利医院行肿块穿刺活检术，术后病理示霍奇金淋巴瘤（未见报告单）。2018 年 11 月 9 日于明州医院行 PET-CT 示全身多发 FDG 代谢异常增高肿大淋巴结，脾脏肿大伴 FDG 代谢异常增高，均考虑淋巴瘤。于李惠利医院行化疗 12 次（具体药物不详），出现恶心呕吐等毒副反应，对症治疗后好转出院。2019 年 4 月 15 日复查 PET-CT 示左侧颈部、左侧锁骨上、上腹腔、腹膜后、左侧髂窝等见多发淋巴结影，部分 FDG 代谢轻度增高，考虑淋巴瘤化疗后部分残留少许肿瘤活性，病灶较前明显减少、缩小；脾脏及髂骨病变肿瘤活性受抑制。后定期在我院服用中药调理。2019 年 8 月 7 日复查 PET-CT 示左侧颈部、左侧锁骨上、上腹腔、腹膜后、左侧髂窝等见多发小淋巴结影，部分 FDG 代谢未见明显升高。2 个月前患者无明显诱因下出现声音嘶哑，咳痰黏腻，伴食欲不振、腹胀、夜寐不宁等，舌淡体胖，苔厚腻，脉弦滑。

西医诊断：霍奇金淋巴瘤。

中医诊断：淋巴癌。

辨证：痰浊瘀阻证。

治法：健脾利湿，化痰散结。

方药：苍术 20g，厚朴 10g，陈皮 10g，薏苡仁 30g，淡竹茹 10g，山慈菇 6g，玄参 12g，夏枯草 15g，猫爪草 15g，生牡蛎 30g，生甘草 6g。共 7 剂，每日 1 剂，水煎至 300mL，每次 150mL，分 2 次温服。并嘱患者保持情绪平和，起居有度，食宜清淡，少食肥甘厚味、黏腻之食物。

2019 年 11 月 22 日二诊：声音嘶哑仍存，但较前减轻，胃纳较前好转，但仍时时咳嗽，咯痰不爽，舌淡红，苔白腻，脉弦滑。原方加炒黄芩 12g，浙贝母 9g，再 14 剂，加强化痰散结之功，煎服法同前。

2019 年 12 月 06 日三诊：诸症均好转，夜寐胃纳均有改善。效不更方，原方去浙贝母，改加白芷 9g。

2019 年 12 月 20 日四诊：诸症均好转，效不更方，原方去玄参、白芷，加用炒白术 15g，焦神曲 30g，健脾和胃，以保后天之本。采用中医药治疗至今，多次复查病情稳定。

按语：此案患者诊断霍奇金淋巴瘤，为疾病所累，时时担忧，情志郁结，肝气不疏，脾失健运，聚湿生痰，痰浊互结，阻于咽喉而发音哑。由于长期化疗及其他抗肿瘤治疗对脾胃之气的损害，脾气虚则运化无力，见神疲乏力，食少纳呆，腹胀，生化不足则乏力消瘦，脾失健运，聚湿生痰。脾为生痰之源，肺为储痰之器，肺失宣降则咳嗽咳痰。舌淡体胖、苔厚腻、脉弦滑均为痰浊瘀阻之象。

痰是癌症常见的病因之一。朱丹溪有云："凡人身上、中、下有块者，多是痰。"痰是癌症患者常见证候，范围较多，变化复杂，往往与其他病邪合而为病，形成痰核、痰瘀、痰浊、痰毒、热痰、风痰、寒痰等病理因素，故应使用不同的治疗方法。消痰之法在减轻症状、防控肿瘤生长方面具有重要的意义。治痰同时勿忘清源，"脾为生痰之源，肺为贮痰之器"，故可用健脾化湿（浊）之法，以断生痰之源，也为常用的方法。本案洪老初诊时便抓住痰浊瘀阻、脏腑失能之疾病本质，因证施治，以健脾利湿、化痰散结为治则，在消痰、化痰、散结以攻邪之时，同时兼顾脾胃之气的调摄。方中重用化痰散结消瘀之品以治其标，在此基础上，予适量的健脾益气之品以治其本，并嘱患者食宜清淡，少食肥甘厚味、黏腻之食物，保持情绪平和，起居有度。统观全方，内外配合，攻补兼施，标本兼治。纵观全程，洪老抓住疾病的本质，谨遵辨证施治的基本原则，标本同治，同时注重后天之本的调摄。

第六节 鼻咽癌

鼻咽癌是常见的恶性肿瘤之一，在我国南方发病率较高，其分布有一定的地区和种族特点，以黄种人发病率居高，同时有一定的家族倾向，男性较多，年龄以 30 ～ 59 岁最多。本病的发病原因与遗传、环境、免疫、EB 病毒感染及饮食等因素有关，然确切原因尚不十分清楚。此病常发生于鼻咽腔顶部和侧壁，并可向邻近窦腔侵犯，也可向颅底和颅内扩散。近年来，我国对鼻咽癌的防治工作，取得了很大进展，除病因及流行病学研究外，在中西医结合治疗上也取得了较好的效果。

中医学中没有鼻咽癌的名称，据其临床表现可归属于"失荣""鼻渊""真头痛""上石疽""控脑砂"等范畴。最早记载见于《素问·气厥论》云："鼻渊者，浊涕下不止也。传为衄蔑、瞑目。"说明鼻渊除鼻窦炎外，可能包括部分鼻咽癌的局部侵蚀的表现。历代医著对本病的症状有较详细的描述。如明代《外科正宗》云："失荣症失于耳前及项间，初如痰核，久则坚硬，渐大如石，破后无脓，惟流血水，坚硬仍作，肿痛异常，乃百死一生之症。"清代《医宗金鉴》云："（上石疽）生于颈项两旁，形如桃李，皮色如常，坚硬如石，脊痛不热……初小渐大，难消难溃，既溃难敛，疲顽之症也。"又曰，"鼻窍中时流黄浊涕……若久而不愈；鼻中淋沥腥秽血水，头眩虚晕而痛者……即名控脑砂。"

一、病因病机

中医学认为，鼻咽癌的发生与机体内外多种致病因素有关，尤其是先天禀赋不足，正气虚弱，或情志不遂，饮食不洁，脏腑功能失调，致邪毒乘虚而入，凝结成癌肿。洪老结合中医经典及临床经验，归纳其病机有以下4条。

1. 热毒

情志不遂，郁而化火，肝胆火毒循经上移；或过食肥甘嗜酒、饮食不节，损伤脾胃，痰火与邪毒互结；或素体蕴热，复感邪毒，肺气不宣，肺热痰火互结，灼腐肌膜。

2. 痰凝

肝胆火旺，灼液为痰，或肝郁犯脾，脾失健运，水湿内停，痰浊内生，阻塞经络，凝结成肿块。

3. 气滞血瘀

情志不遂，肝失疏泄，气机不畅，气郁日久，血行受阻，气血瘀滞经络，结聚而成肿块。

4. 正虚

先天禀赋不足，脏腑功能失调，主要是肝脏功能失调，导致热毒，痰火结聚，气血运行不畅，经络阻滞而成癌肿。

洪老认为，临床上各种病理机制常常是互相关联或复合在一起的，大多数是虚实夹杂，需根据不同的情况而采取综合的治疗方法。

二、治疗

关于鼻咽癌的治疗，手术难以彻底根除，目前以放射线治疗效果较好，并辅以化学药物治疗。中医治疗鼻咽癌，常采用与放疗、手术、化疗等现代西医学疗法相结合。洪老并不排斥西医的治疗方法，但手术、放化疗等手段难免会对机体有所损伤。针对这个问题，洪老根据扶正祛邪相结合的原则，发挥中草药的作用，中西医结合治疗，能提高疗效、减轻毒副反应。

三、验案举隅

案例 1

忻某，男，59 岁。2016 年 11 月 4 日初诊。

主诉：涕血 6 月余。

患者 2015 年 9 月因无明显诱因出现鼻腔少量出血就诊，当时痰液中伴有血丝，无耳鸣，无眩晕，无发热恶寒，无咳嗽。行鼻咽部 CT 扫描示考虑鼻咽部肿瘤，性质待查。遂行鼻腔肿瘤活检示非角化型癌，未分化型，肿瘤大小 0.4cm×0.3cm×0.2cm。免疫组化：癌细胞 EBER（＋),ck（pan）（＋）、EGFR（＋）、ki-67（＋）15%。2015 年 9 月 21 日行多西他塞＋顺铂方案化疗 1 周期。2015 年 10 月 14 日起行鼻咽癌根治放疗。2015 年 10 月 15 日行顺铂方案同步化疗 1 周期。放疗期间反复出现咽痛，因放疗反应较大，同步化疗未继续。放疗结束后于 2015 年 12 月 01 日予多西他塞＋顺铂化疗 1 周期，患者回缩涕血情况好转后出院。2016 年 3 月 20 日因乏力、纳差、体重下降来我院门诊就诊。症见时有浊涕，食欲不振，食少纳差，神疲乏力，面白无华，舌淡，苔白滑，脉弱。

西医诊断：鼻咽癌。

中医诊断：鼻咽癌。

辨证：肺脾两虚。

治法：益气健脾，化痰散结。

方药：太子参 15g，白芷 15g，辛夷 10g，射干 6g，僵蚕 10g，炒甘草 6g，鱼腥草 30g，石菖蒲 15g，薄荷 6g，苍耳子 10g，炒白芍 20g，山豆根 6g，蒲公英 30g，炒黄芩 15g，炒白术 15g，薏苡仁 30g。共 14 剂，每日 1 剂，水煎至 300mL，每次 150mL，分 2 次温服。

2016 年 11 月 18 日二诊：上述症状较前减轻，胃纳转香，乏力好转，舌淡，苔薄白，脉弱。原方去薄荷，加金银花 15g，再进 14 剂，煎服法同前。

2016 年 12 月 16 日三诊：诸症均好转，体重较前增加，效不更方，原方去炒白芍、蒲公英，加木香 10g，枳实 10g。再进 14 剂，煎服法同前。

2016 年 12 月 30 日四诊：诸症均好转，效不更方，原方再进 14 剂。采用中医药治疗至今，病情稳定。

按语：此案鼻咽癌患者，由于多次放化疗治疗对正气的损害，脏腑俱损，尤以肺脾两脏为甚，肺气耗伤，子病及母，影响脾气。肺气虚，不能输布水津，聚湿生痰，上泛鼻窍，故见流浊涕；脾气虚，运化失职，则食欲不振而食少；气虚则全身脏腑功能活动减退，故少气懒言，神疲乏力；气虚运血无力，面部失养，则面白无华；舌淡，苔白滑，脉弱，为气虚之征。

洪老初诊此病时，便抓住疾病肺脾受阻、两脏失能之根本病因病机，同时辨病辨证相结合，予太子参、白术补益脾肺以治其本，又通过辨其病，予以白芷、辛夷、射干、僵蚕、鱼腥草、苍耳子等通窍排浊散结之品以治其标。统观全方，体现了洪老标本兼治、辨病和辨证相结合的原则。中医在临床上的治疗一般是以辨证为依据，然后确定治法和选用相应的药物，即"辨证用药"；西医则是以诊断（确诊）疾病为前提，然后根据疾病发生发展的机理，选择具有相应药理作用的药物来治疗，即"辨病用药"。根据西医学的研究，每一种肿瘤都有它的生物学特性，有大致相同的发生发展规律，这是辨病的基础。而在疾病的发生发展及治疗的过程中，中医辨证类型也会随着阶段不同而改变，因此洪老认为把辨病和辨证结合起来，可以统观全局，掌握疾病的治疗及预后。

案例 2

项某，女，47 岁。2019 年 7 月 12 日初诊。

主诉：确诊鼻咽癌 4 年余，复发 10 月余。

2015 年 5 月患者无明显诱因出现鼻腔少量出血，至宁波市北仑人民医院行鼻咽部 CT 扫描示考虑鼻咽部肿瘤，性质待查。至李惠利医院行鼻腔肿瘤活检示未分化型非角化性癌。患者曾于 2015 年 5 月至 2015 年 8 月在该院行放疗 33 次（具体剂量不详），紫杉醇＋顺铂方案化疗 3 疗程，治疗过程顺利，无不良反应。此后患者一直在我院门诊服用中药维持。2018 年 9 月自行发现胸骨上方一肿块，质硬，活动度差。于李惠利医院复查胸部强化 CT 示鼻咽癌放疗后；左侧下颈深部 – 锁骨上、右侧下颈部甲状腺前方、右上胸壁及胸膜多发软组织肿块，考虑转移瘤可能大，必要时穿刺活检。遂行活检病理提示考虑浸润性或转移性低分化癌，非角化性。于李惠利医院行奈达铂＋吉西他滨方案化疗 4 次，吉西他滨单药化疗 1 次。2019 年 2 月 21 开始放疗，2019 年 3 月 6 日开始行尼妥珠单抗同步靶向治疗。1 周前患者出现乏力，食欲不振，体重下降，无鼻腔出血，无流涕，无头晕、头痛，无咳嗽、咳痰，舌淡，苔白滑，脉弱。

西医诊断：鼻咽癌。

中医诊断：鼻咽癌。

辨证：肺脾气虚证。

治法：益气健脾，化痰散结。

方药：太子参 15g，南沙参 12g，石斛 12g，桔梗 10g，蝉蜕 6g，僵蚕 10g，浙贝母 9g，炒白术 15g，山药 20g，佛手 10g，炒稻芽 30g，炒麦芽 30g，炒山楂 30g，冬凌草 15g，生甘草 5g。共 7 剂，每日 1 剂，水煎至 300mL，每次 150mL，分 2 次温服。

2019 年 7 月 26 日二诊：诸症均好转，原方去炒白术、山药、炒山楂，加玄参 15g，苦杏仁 10g，山慈菇 6g，再进 14 剂，煎服法同前。

2019 年 11 月 22 日三诊：诸症均好转，病情稳定。效不更方，原方浙贝母改 10g，去太子参、炒麦芽、山慈菇，加天冬 10g。

2019 年 12 月 20 日四诊：诸症均好转，效不更方，原方去僵蚕、炒稻芽，加用淡竹茹 10g，炒牡丹皮 15g。采用中医药治疗至今，病情稳定。

按语：洪老行医多年，临床经验丰富，在诊治过程中始终坚持以辨证论治为原则，精准把握辨证要点。辨证论治是中医认识疾病和治疗疾病的主要方法，是从掌握疾病病理与生理变化规律，到立方遣药的一个过程。通过审证求因，抓住疾病的本质，加以调理和治疗，常常能收到好的疗效。此案患者肺脾气虚为根本病因病机，以益气健脾之剂，一法治之，二诊时便已显效。洪老认为，癌症的发生与发展过程中可出现一系列正气不足、机体平衡失调、脏腑功能紊乱等现象。所以，运用扶正固本法以补虚（不足）及恢复机体平衡和脏腑功能。原则上本法可用于癌症的全过程，张元素提倡"养正积自除"。此外洪老亦认为此类患者在治疗过程中需时刻注意防止肿瘤复发，故诸症好转后，在此基础上予以抗肿瘤中药，但需严格控制剂量，并做到"中病即止"的原则，"善用治病，滥用致命"，应切记勿忘。本案患者坚持长期服用，病情稳定。

第六节　乳腺癌

乳腺癌是全世界女性的高发癌症，据 2018 年全球癌症统计显示，乳腺癌新发患者数约占所有女性新发肿瘤人数的 30%，发病率位居女性肿瘤首位；病死率在发达国家排名第二，发展中国家排名第一。

一、病因病机

中医学将乳腺癌归为"乳岩"范畴，洪教授临证辨治乳腺癌，认为正气不足是本病的关键，其次多由七情所伤，情志郁结。《外科正宗》也指出："忧郁伤肝，思虑伤脾，积想在心，所愿不得者，致经络痞涩，聚结成核。"肝主疏泄的功能受到影响，进而影响脾胃之气的升降，升降异常导致脾胃运化功能受到影响，则痰浊内生，痰浊也是乳腺癌发展的一个重要的病理因素。邪毒、瘀血留滞互结于乳房而形成肿块，形成以正气不足为本，郁、痰、毒、瘀为标，这样的本虚标实特点。

二、治疗

1. 辨证与辨病相结合

辨病与辨证是中医诊治过程中的两种方法，洪教授在治疗恶性肿瘤时提倡既要辨病又要辨证，做到辨病与辨证结合。其认为单纯辨证论治有其局限性，中医学强调的辨证论治，并非只辨证而不辨病，而是在辨病的基础上，对疾病所处的阶段性质，进行分析、归纳，对证治疗，才能达到药到病除之效。在乳腺癌的治疗上，洪教授会详细了解患者的分期、转移情况、病理、分化程度、基因突变、肿瘤标志物等，并辨明恶性肿瘤治疗情况，其认为把握现代治疗手段对乳腺癌不同阶段的影响，是辨病的一部分。辨证方面，洪教授根据乳腺癌脏腑核心病机及患者的临床症状，将其分为5个证型：肝郁气滞型、脾虚痰湿型、冲任失调型、毒热蕴结型、气血亏虚型。

2. 分型论治，善用虫药

洪教授认为肿瘤不同阶段病机证型错综复杂，临证仍应根据基本病机，确立以"疏肝理气、健脾化痰、清热解毒"为基本的治则，再结合其发病特点，在辨病与辨证结合的基础上，从肝经入手，并兼顾健脾补肾、调理冲任，用药不能面面俱到，首先要抓主要矛盾。再者，洪教授认为癌毒贯穿了整个疾病过程，在肿瘤不同阶段采用不同策略，精确把握扶正或祛邪的时机，并提出祛毒即是扶正，邪不祛则正必伤的肿瘤治疗观，因此适量使用毒性药物，以毒攻毒，可达到祛除癌毒的目的。洪教授认为：对于顽症、久病、难证、重疾，因其病位较深，一般植物类药物难以取效，而虫类药物体阴而用阳，具有破血活血、化痰散结、解毒止痛之功，适当选用以提高疗效。如选用炙鳖甲、土鳖虫、炮穿山甲、生牡蛎、海蛤壳等虫类药或贝壳类药物软坚散结；应用全蝎、蜈蚣、蜂房、地龙、僵蚕等逐瘀化痰。

3. 调畅情志，饮食有节

洪教授在治疗乳腺癌时，特别强调了调畅情志的重要性，认为"以情致病者，非情不解"。因情调治，临床上采用解释、劝导、安慰、鼓励等心理调治，改善身心状况，使其有强烈的求生意志、良好的情绪、坚定的信念，并提倡乳腺癌康复期的患者应积极进行心理康复，将情志因素对肿瘤的影响降到最低。另外，洪教授同时注重饮食对乳腺癌患者的影响，常告诫患者忌食虾、蟹、公鸡以及激素相关的食物等，如燕窝、蜂王浆等，以免摄入外源性雌激素，使病情加重或反复。

三、验案举隅

案例 1

张某，女，62 岁，退休教师。2018 年 10 月 12 日初诊。

主诉：右乳癌术后 2 年，潮热盗汗 1 年。

患者 2 年前体检发现右乳肿块，行手术治疗，术后病理：浸润性导管癌，3cm×3cm，ER（+），PR（+），Her-2（-），腋下淋巴结未转移。术后完成 8 个疗程辅助化疗后即开始口服阿那曲唑片进行辅助内分泌治疗至今，复查未见肿瘤复发征象。患者自述口服阿那曲唑片后逐渐出现潮热，午后及夜晚为甚，最多时一日自感 10 余次，程度不断加重，测体温正常，夜间盗汗，甚至汗湿衣衫，出汗后易醒，醒后难寐，情绪低落，不愿与人交流。近半年来腰膝常感酸痛，上下楼时膝关节酸痛较明显，体力大不如前。既往有慢性咽喉炎病史 30 年。现症见形体消瘦，神疲懒言，语调低落，潮热盗汗，夜寐困难，腰膝酸痛，纳食不香，二便正常，舌红少苔，脉沉细。

西医诊断：乳腺癌。

中医诊断：乳岩。

辨证：肝肾阴虚兼郁证。

治法：补益肝肾，解郁退热。

方药：虎潜丸合越鞠丸加减。黄柏 15g，龟甲 50g，知母 15，熟地黄 30g，陈皮 9g，白芍 12g，锁阳 12g，鳖甲 30g，地骨皮 15g，青蒿 15g，干姜 5g，香附 15g，川芎 12g，当归 12g，威灵仙 18g，瓜蒌仁 12g，生晒参 15g，白术 15g，神曲 12g，远志 15g。共 28 剂，每日 1 剂，水煎服分 2 次口服。嘱其适当运动，保持心情愉悦。

2018 年 11 月 9 日二诊：患者诉服药 1 周后潮热程度开始缓解，次数减少，目前一天 3～4 次，夜间盗汗明显减少，睡眠改善，情绪逐渐稳定，腰背酸痛减轻，但膝关节仍酸痛，大便干涩，咽喉部仍有异物感，舌红苔薄白，脉沉细。仍治以调补肝肾、解郁退热，在原方基础上去干姜，改瓜蒌仁 15g，加杜仲 15g，炙狗脊 15g。共 28 剂，每日 1 剂，水煎服。嘱其平素多次小口饮水，保持咽喉湿润。

2018 年 12 月 7 日三诊：患者服上方后，潮热盗汗持续减轻，潮热一天 2～3 次，多在午后及晚间，偶有轻微盗汗，不影响睡眠，情绪正常，腰痛已愈，膝痛减轻，二便正常，咽喉异物感减轻，舌红苔薄白，脉沉。效不更方，又守方 28 剂后，患者潮热盗汗偶发，程度轻微，不影响生活和睡眠，情绪稳定，腰背酸痛未发。

按语：本案患者绝经后妇女，初诊时乳癌术后 2 年，内分泌治疗 1 年余，潮热盗汗 1 年，夕夜为甚，影响睡眠，且情绪低落，腰膝关节酸痛，此乃常见之乳腺癌内分泌治疗后之副反应，患者苦之。洪教授认为，此乃肝肾亏虚、阴虚内热、气机郁滞之候，方以虎潜丸合越鞠丸加减。患者兼症较多，然万变不离其宗，以补肝肾、强筋骨、养阴血、解气郁为旨。洪教授认为龟甲为阴中之至阴，滋阴降火之圣品。故重用龟甲、鳖甲等血肉有情之品，体阴而用阳，具有软坚散结、补益肝肾之功。患者二诊时已诉诸症减轻，但大便干涩，考虑药热之故，故去干姜之辛热，加用杜仲、狗脊，加强补益肝肾、强腰膝之力。守方后患者诸症终得以明显改善。

案例 2

李某，女，79 岁。2019 年 7 月 19 日初诊。

主诉：左乳癌术后 7 年余，胸壁包块 1 月余。

2012 年 7 月 2 日患者因体检发现左乳肿块，于宁波市第二医院行左侧乳腺癌改良根治术，术后病理示乳腺浸润性导管癌，腋下淋巴结 1/16（＋），ER（＋＋＋），PR（＋＋），Her-2（－）。予化疗 6 个疗程，放疗 25 次。服用枸橼酸他莫昔芬片内分泌治疗 5 年，后定期复查。2019 年 6 月初发现左侧胸壁包块，考虑转移。因家属考虑患者年迈体弱，拒绝行放化疗，故来求中药治疗。刻下症：乏力，纳差，口苦，急躁，夜寐欠安，二便调。舌紫暗，苔黄腻，脉沉弱。查体：左侧胸壁包块约 2.0cm×2.5cm，质硬，边界欠清，左腋下可触及一枚黄豆样大小淋巴结。

西医诊断：左乳癌术后胸壁转移。

中医诊断：乳岩。

辨证：肝郁脾虚，瘀毒内蕴。

治法：疏肝解郁，健脾扶正，解毒。

方药：柴胡 10g，郁金 10g，炙香附 10g，白芍 10g，当归 10g，炒枳壳 10g，生黄芪 30g，炒白术 15g，党参 15g，茯苓 15g，鸡内金 30g，薏苡仁 30g，半枝莲 15g，穿山甲 6g，莪术 8g，鸡血藤 30g，白花蛇舌草 15g，龙葵 15g，夏枯草 15g，生甘草 6g。共 7 剂，每日 1 剂，水煎至 300mL，每次 150mL，分 2 次温服。

2019 年 7 月 26 日二诊：患者乏力、纳差、急躁、口苦改善，但仍夜寐欠佳，大便偏干，左胸壁包块未见增多增大。舌暗，苔薄黄，脉沉弱。方药：前方去炒白术改用生白术 30g，加生地黄 30g，生龙骨 30g（先煎），肉苁蓉 15g，首乌藤 30g，五味子 15g。共 14 剂，每日 1 剂，水煎至 300mL，每次 150mL，分 2 次温服。

2019 年 8 月 9 日三诊：患者无乏力、纳差，睡眠好转，大便通畅。舌暗，苔薄白，脉沉有力。查体见左侧胸壁包块缩小约 10%，左腋下淋巴结有所减小。方药：前方去生龙骨、首乌藤，改半枝莲 30g，龙葵 30g，夏枯草 30g，同时加入制南星 6g，蜂房 15g，炙黄芪 10g，生晒参 10g。共 14 剂，每日 1 剂，水煎至 300mL，每次 150mL，分 2 次温服。

后患者定期复诊，一直以基础方随症加减，半年后复查乳腺及淋巴结超声，提示胸壁包块 1.8cm×2.1cm，略缩小。患者至今仍于洪教授门诊接受治疗，病情相对稳定。

按语：本案为老年乳腺癌患者，该患者在经过手术、放化疗及内分泌治疗后，出现了疾病进展，考虑患者年事已高，家属及患者本人要求行中药姑息治疗。初诊时患者有乏力、纳差、口苦、急躁、夜寐欠安等症状，辨证属肝郁脾虚、瘀毒内蕴型。治以疏肝健脾、祛瘀解毒，方中郁金、柴胡、香附、炒枳壳疏肝理气，白芍、当归养血柔肝，两者疏养并行，共奏补肝体和肝用之功；黄芪、薏苡仁、炒白术、茯苓、党参培土益气，健脾助运以绝痰源；穿山甲、莪术、鸡血藤活血消癥；龙葵、半枝莲、白花蛇舌草、夏枯草清热解毒，全方扶正与祛邪并施，补消兼顾。二诊患者症状改善，但仍寐差、便干，为火毒未清，元阴不足，故予原方加生地黄育水养阴、清火解毒，五味子、首乌藤、生龙骨养心安神、调理睡眠，肉苁蓉、生地黄滋肾增液润肠，辅以生白术运脾通便，体现"腑以通为用"的思想。三诊患者无明显不适，正气渐复，酌加祛邪之力，以抑制肿瘤生长，故前方半枝莲、龙葵、夏枯草之药量倍增，合用制南星、蜂房以增强化痰解毒散结之功，然唯恐攻伐太过而伤正，加用炙黄芪、生晒参以补虚。通过治疗前后超声对比，患者胸壁包块趋于稳定。后患者随诊调理，带瘤生存至今，未见复发。

第七节 宫颈癌

宫颈癌是全球女性恶性肿瘤中仅次于乳腺癌的常见恶性肿瘤，近年来随着宫颈癌筛查手段和诊疗技术的进步，宫颈癌死亡率有下降趋势。宫颈癌的主要诊疗方式是手术、放疗和化疗，但其引起的不良反应不容忽视，而中药在改善宫颈癌患者症状、减轻放化疗毒副作用、加快手术后体质恢复、降低其复发率中发挥着重要的作用。

一、病因病机

中医将这类疾病归于"癥瘕""积聚""石瘕"的范畴，其主要临床表现为"崩漏""带下""暴门积聚"之证。洪教授将其病机归为正虚为本，湿、毒、瘀为标。洪教授认为子宫位居下焦，司经、孕、胎、产，其生理功能以血为本，与奇经八脉之冲、任、督、带脉和肝肾的关系至为密切，其发病也往往是各种致病因素导致冲任虚损，督脉失司，带脉失约，癌毒、湿毒、热毒之邪乘虚而入，蓄积胞门，日久湿热黏滞，痰瘀互结，气滞血瘀导致产生局部肿块；辨证应着重于郁、瘀、湿、毒、虚。

二、治疗特点

1. 辨证施治，随症加减

基于宫颈癌的病因病机，洪教授在选方时多采用疏肝解郁、健脾化湿、滋补肝肾、温补脾肾、活血软坚、解毒抗癌等方法，以其中一种治疗方法为主，兼顾其他几个方面，攻补兼施，辨证论治。早期宫颈癌患者常见有情志不舒，肝经郁热，同时湿热毒瘀互结为多见，治疗时应在疏肝理气的基础上配合清热、化湿、解毒、化瘀为宜。晚期及放化疗和术后宫颈癌患者，多以气血双亏、肝肾阴虚、脾肾两亏为本，并伴有湿热瘀毒，应在益气、养血、滋补肝肾、温补脾肾的基础上，酌情配合清热、化湿、解毒、化瘀等治法。方证应以宫颈癌为核心，辨明不同时期、治疗阶段的病因立法施方，体现了中医以辨病为核心、辨证为根本、辨证而立法、依法而用方的治疗原则。

2. 扬长避短，衷中参西

洪教授强调中医治疗不能拘于学科和门户之见，尤其不能过分强调中医特色而反受自身学科的束缚，同时要对西医学有深入的了解，对主要治疗方法有系统的认识，处方用药时才能考虑全面，不失偏颇。洪教授对方药应用纯熟，同时又掌握现代肿瘤外科、化疗、放疗、靶向等疗法的原理和疗效之优劣，所以在临床上总能恰当地将中西医各科的治疗手段充分考虑，从而扬长避短、综合运用，常取得良好的效果。当患者有放疗、化疗等指征时，常要求患者进行中西医结合治疗。

3. 注重饮食调治与人文关怀

洪教授认为"医者先晓病源，知其所犯以食治之，食疗不愈然后命药"，建议肿瘤患者应进食新鲜蔬菜、水果及容易消化的软食，忌服虾蟹等发物以及温燥的食物。除了饮食调治，还应加强人文关怀。洪教授指出，宫颈癌以中老年女性多见，这个阶段的女性容易受绝经期的困扰，情绪波动较大，罹患恶性肿瘤，虽有良药，乏于人文关怀，也是事倍功半。所以，洪教授强调治病不能只着手于病，更要着眼于人，重视患者的身心情况，不单要知道患者年龄、体质，更要考虑患者的知识背景、家庭经济、心理状态及抗癌信心。同时，洪教授还教导我们需据此而制定适合患者的治疗方法和护理方案，体现中医学"以人为本"的思想，通过因人制宜的理念树立中医抗肿瘤的个体化治疗方案。

三、验案举隅

案例 1

严某，女性，65 岁。2019 年 7 月 19 日初诊。

主诉：阴道异常分泌物 5 个月余。

2019 年 2 月，患者无明显诱因出现阴道异常分泌物、量少色黄，就诊于当地诊所诊断为"老年性阴道炎"，予对症抗炎治疗后好转。后偶有反复，未予重视。2019 年 7 月 15 日患者无明显诱因出现阴道咖啡色分泌物，量中等，遂就诊于当地医院行腔内子宫附件超声示宫颈低回声区，范围约 48mm×33mm，内部回声均匀，性质待查。2019 年 7 月 16 日行宫颈组织病理检查，诊断为宫颈鳞癌。得知病情，患者心情抑郁，拒绝手术治疗，常嗳气、胁胀、胃纳减少、失眠，舌淡红，苔白腻，脉弦。

西医诊断：宫颈癌。

中医诊断：宫颈癌。

辨证：肝郁气滞。

治法：疏肝健脾，活血散结。

方药：柴胡 15g，白芍 15g，茯苓 20g，当归 15g，桃仁 15g，浙贝母 15g，土鳖虫 6g，法半夏 15g，醋莪术 10g，熟党参 30g，仙鹤草 15g，酸枣仁 15g，远志 6g。共 7 剂，每日 1 剂，水煎至 300mL，每次 150mL，分 2 次温服。

2019 年 7 月 26 日二诊：患者自述夜寐较前明显改善，阴道咖啡色分泌物较前减少，无嗳气、胁胀等不适症状。2019 年 7 月 23 日于外院行增强盆腔核磁共振成像（MRI）示肿物累及阴道上 2/3 段，考虑宫颈癌（ⅡC 期）。患者仍抗拒手术治疗，洪教授耐心告知患者，目前肿瘤未出现转移，肿瘤的治疗有很多种，除手术外，还可以选择放化疗，宫颈癌放化疗的治疗效果尚可。目前通过一周的中药调理，患者肝郁症状明显缓解，建议其外院咨询放化疗治疗，同时配合中药减轻放化疗毒副作用，予上方去仙鹤草，再服用 7 剂。

2019 年 8 月 9 日三诊：2019 年 8 月 2 日患者已于外院开始行放疗，近 1 周大便次数增多，伴黏液血便，肛门灼热疼痛、坠胀，舌质红，苔黄腻，脉滑。中医诊断为宫颈癌放疗后，辨证为湿热蕴结；治以清热利湿。方药：芍药 15g，当归 10g，黄连 6g，甘草 6g，大黄 9g，黄芩 15g，木香 10g（后下），槟榔 15g，党参 30g，桃仁 15g。共 7 剂，每日 1 剂，水煎至 300mL，每次 150mL，分 2 次温服。

2019 年 8 月 16 日四诊：患者精神气色较前好，自诉放疗已经过半，阴道分泌物较前明显减少，大便次数明显减少，日

4～5次，无稀便，无排不尽感，便后肛门坠胀感明显缓解，舌质红，苔黄，脉滑。辨证方药同前，7剂后患者大便明显减少，每日2～3次，便质时成形，时呈糊状，无肛门坠胀感。

患者2019年10月11日复查全腹＋盆腔MR增强扫描提示病灶缩小，未见转移。后患者坚持中医药治疗，以健脾补肾为主，随症加减，食疗以健脾祛湿为主。随访至今，肿瘤病灶稳定，未见复发转移，患者生活正常。

按语：首诊时患者确诊疾病，一时难以接受，肝郁症状明显，总的病机以肝郁脾虚为主，痰湿与瘀血互结冲任，宜"疏其血气，令其条达而至平和"，拟方逍遥散加减，配合止血安神定志中药辨病治疗。以柴胡、白芍解肝郁，养肝血，补肝体而助肝用，当归为血中气药，既养肝血，助柴、芍补肝之体，又能活血化瘀；茯苓、党参健脾益气，防肝病犯脾，寓扶土制木之意；浙贝母、半夏燥湿化痰散结，桃仁、莪术、土鳖虫破血化瘀消癥。诸药合用，共奏疏肝解郁、活血化瘀祛湿之效。二诊时考虑患者病情尚有治疗机会，洪教授与患者进行深入的交谈，告知其治疗的重要性，解决其治疗的后顾之忧，方药仍以疏肝为主。三诊时，患者已开始进行放疗，出现了典型的放疗并发症，即放射性肠炎，湿与火毒交结，湿热下注，湿热邪毒熏灼肠络，故见腹泻、便血、肛门灼热坠胀，方选芍药汤加减。以黄芩、黄连清热燥湿，为君药。芍药、当归、木香、槟榔为臣：芍药养血和营、缓急止痛，当归养血活血，配合前方中桃仁以活血化瘀，体现了"行血则便脓自愈"之义，且顾护阴血；木香、槟榔行气导滞，"调气则后重自除"。大黄苦寒，泻下通腑，导湿热积滞从大便而去，体现"通因通用"之法；泻下耗气，仍重用党参以固守中气，兼顾气阴两伤之虑。

案例 2

方某，女，78 岁。2018 年 5 月 11 日初诊。

主诉：发现宫颈肿物 2 月余，颜面及双下肢浮肿 1 个月余。

2018 年 2 月，患者自述无明显诱因出现阴道不规则流血，于 2018 年 3 月 2 日就诊于我院行妇科检查发现宫颈肿物，病理活检示宫颈乳头状鳞癌。盆腔 MR 示宫颈占位，考虑宫颈癌（ⅡA1 期），于 2018 年 3 月 5 日行放疗治疗（50Gy/25F），后于 2018 年 3 月 6 日至 3 月 8 日行力扑素 + 奈达铂方案化疗 1 个疗程，化疗后出现恶心呕吐、纳差、全身乏力、白细胞下降等副反应，患者不愿意再行化疗，要求中医药治疗。刻下症见患者神疲乏力，口淡、不欲饮食，颜面及双下肢浮肿，小便不利，大便质稀。舌淡苔白，脉沉细重按无力。

西医诊断：宫颈鳞癌（ⅡA1 期）。

中医诊断：宫颈癌。

辨证：脾肾阳虚。

治法：温阳散寒，活血利水。

方药：茯苓 20g，白芍 15g，白术 15g，桂枝 10g，淡附片 15g，麦芽 15g，益母草 15g，山药 15g，桃仁 15g，黄芪 20g，党参 15g。共 7 剂，每日 1 剂，水煎至 300mL，每次 150mL，分 2 次温服。

2018 年 5 月 18 日二诊：患者精神状态可，颜面及双下肢浮肿较前消退，胃纳一般，食后则疲，无口淡，睡眠可，小便多，夜尿频，大便正常。舌淡红，苔白，脉沉细。组方：山药 20g，白术 15g，桂枝 15g，茯苓 10g，淡附片 10g，麦芽 15g，黄芪 15g，益母草 15g，龙葵 20g，党参 15g。共 7 剂，每日 1

剂，水煎至 300mL，每次 150mL，分 2 次温服。

2018 年 5 月 25 日三诊：患者精神良好，颜面及双下肢浮肿完全消退，胃纳睡眠正常，夜尿约每晚 1 次，大便正常。组方：生地黄 20g，山药 20g，山茱萸 15g，茯苓 15g，牡丹皮 15g，泽泻 15g，桂枝 15g，淡附片 10g，龙葵 20g，桃仁 15g，红花 10g，浙贝母 15g，红豆杉 6g。共 7 剂，每日 1 剂，水煎至 300mL，每次 150mL，分 2 次温服。

按语：洪教授认为，该患者就诊前已经历了放化疗，加之患者高龄，正气大伤，结合患者就诊时的症状及舌脉，将其辨证为脾肾阳虚证。脾肾虚损，阳气不足，不能上承于口窍，故见神疲乏力、口淡；脾主运化，肾主水液，脾阳虚则湿难运化，肾阳虚则水不化气而致水湿内停，故见颜面及双下肢浮肿；脾运化失职，故见不欲饮食；肾司二便，命门火衰，不能助脾腐熟水谷，水谷不化，故见大便质稀。舌淡苔白，脉沉细为阳虚之脉。方选温阳利水之代表方——真武汤。《神农本草经》载附子温中，可"破癥坚积聚，血瘕"，用以温肾助阳、化气行水；茯苓利水渗湿；龙葵、益母草利水消肿兼活血化瘀；白术健脾燥湿；桂枝温经通络；白芍可防止附子燥热伤阴；麦芽健脾消食；黄芪、党参、山药用以健脾补肾。用真武汤治疗后，患者颜面及双下肢浮肿减退，乃阳气渐充之征，二诊药方继续用附片、桂枝以温阳利水。经过大半个月的治疗，患者水肿消退，阳气归复，当以金匮肾气方加减配合抗肿瘤中草药如龙葵、红豆杉等以扶正抑瘤。

第八节　肝癌

　　肝癌是由肝细胞或肝内胆管上皮细胞发生癌变导致的恶性肿瘤，位居我国常见恶性肿瘤第 4 位，肿瘤致死病因第 3 位。肝癌起病隐匿，进展迅速，恶性度高，侵袭性强，约有 80% 患者就诊时已为中晚期，术后易复发转移，且我国肝癌患者多合并肝炎、肝硬化，总体生存期不长。目前，多学科协作综合治疗是肝癌管理的新理念，中医是其综合治疗的重要部分。肝癌属中医"胁痛""鼓胀""积聚""癥瘕""肝积""癖黄"等范畴。多项研究表明，中医药贯穿肝癌治疗全过程，可有抗肿瘤、增效减毒、改善症状、提高生活质量、预防复发转移等作用。

一、病因病机

　　洪老认为肝癌的发病始于禀赋不足或正气亏虚，或发病日久，攻伐太过，脏腑精气耗伤严重，或与感受湿热毒邪、长期饮食不节、嗜酒过度及长期情志失调等因素有关。其病机以正虚为本，湿热癌毒为标；病性本虚标实，病位在肝，累及脾肾。《医宗必读·积聚》云："积之成也，正气不足，而后邪气踞之。"正气虚弱，加之外受邪毒，正不胜邪，致肝脾功能失调，进而湿热毒邪留滞，积久成癌。

二、治疗特点

1. 扶助正气以固本

提高人体正气，调节人体内环境平衡，使其不适宜肿瘤生长或转移，达到"正气存内，邪不可干"的目的；清除体内湿热邪气，从源头上控制形成肿瘤的源头，使"邪去则正安"。

洪老认为正气亏虚、脏腑虚弱是肿瘤发生的前提；肿瘤形成之后，进一步损伤脏腑功能，耗伤气血，特别是经过手术后正气更虚，需调节机体气血阴阳平衡，提高抗病能力，养正则积自消。在扶正基础上，还需通过清热化湿散结之法方能标本兼治，控制肿瘤。扶正与祛邪的配合，轻重力度需根据具体病情灵活控制，湿热邪盛时不可大剂补益，脾肾极虚时亦不可大剂清热化痰。要根据肿瘤与整体状况，判断邪正力量的相对盛衰，灵活处理扶正与祛邪的关系，忌一味壅补或一味攻伐。

2. 调节情志以顺气

洪老认为情绪波动对肝病影响很大，肝癌患者多有气郁，表现为急躁易怒、抑郁焦虑等。在使用疏肝理气药物基础上，与患者沟通时需和蔼、耐心，消除患者紧张、恐惧、绝望等负面情绪，引导患者树立战胜癌症的信心。

三、验案举隅

案例 1

患者，刘某，男，52 岁。2016 年 11 月 10 日初诊。
主诉：反复腹胀，恶心 1 个月。

患者素有乙肝病史，平时嗜酒，2016 年 10 月饮酒后自感右上腹不适，伴恶心，无腹痛、腹泻，无黑便，于宁波市第二医院查增强 CT 示右肝多发占位，最大直径约 5cm。AFP ＞ 1000U/mL。患者行肝动脉介入栓塞治疗及射频治疗后，因病情反复，又屡次重复治疗，效果不理想，继而行"索拉非尼"分子靶向治疗，但因谷丙转氨酶及直接胆红素明显升高，遂停用该药。患者就诊时精神差，腹胀，三日未食，闻食恶呕，虹膜轻度黄染，小便量少，双下肢轻度浮肿，小便稍黄，大便不畅，舌红，苔薄黄腻，脉滑数。

西医诊断：肝癌并肝内多发转移。

中医诊断：肝积。

辨证：湿热内蕴，痰湿困脾。

治法：清热利湿，健脾化痰。

方药：茵陈蒿汤合柴胡疏肝散加减。薏苡仁 50g，茯苓 20g，猪苓 15g，茵陈 30g，柴胡 15g，陈皮 10g，佛手 10g，泽泻 15g，黄芩 15g，制半夏 15g，白芍 12g，山楂 15g，鸡内金 15g。连服 7 剂。煎服法：每剂煎 2 次，慢火煎 1 小时，取药汁 400mL，分 2 次温服。

2016 年 11 月 17 日二诊：腹胀较前好转，纳谷转香，大便通畅，舌苔由黄腻转白，黄疸减轻，ALT：120U/L，余症同前。原方去黄芩，改茵陈 20g，再进 7 剂。煎服法同上。

2016 年 11 月 24 日三诊：腻苔已去，ALT：58U/L，神疲乏力，腹胀明显好转，纳食大进，无明显黄疸，二便调和。上方去猪苓、泽泻，改茵陈 10g，黄芩 10g，薏苡仁 20g，加白术 15g，党参 20g，炒谷芽、炒麦芽各 20g，再连服两周，煎服法同上，以资稳固。

按语：该患者经治后肝功能正常，腹胀恶心未再发，浮肿好转，能正常进食。后住我院复查 CT 见肝脏肿块未明显增大增多，少量腹水。住院后予我科常规增强免疫力抗肿瘤中成药治疗，结合上述健脾利湿疏肝方药，根据病情变化，间断予鳖甲、穿山甲、蛇舌草、藤梨根等清泄肝热、软坚散结之品，同时予六君子汤补气健脾。患者带瘤生存已 4 年有余。

患者嗜酒，体质湿热，再加感染病毒邪气日久，而肝炎多属于中医学"湿热、湿毒"的范畴，湿毒之邪困脾，脾为后天之本，主运化转输，脾失健运，日久化湿成痰，痰毒内蕴于肝而致肝癌。患者经多次栓塞、射频治疗后损伤肝脏，湿毒困脾而出现腹胀、乏力、黄疸、浮肿、脉滑数、舌红苔薄黄腻等症。在此案中，洪老初期使用清热利湿法，后期使用健脾化痰法，切合当时病机，先祛湿热邪，邪退后再行补益之法，以安中土之本。

洪老治肝癌，遵循"急则治其标，缓则治其本"的原则，湿热毒邪为主要矛盾时，大胆应用大剂清热利湿之品，湿热毒邪消退，则快速减少祛邪药物用量，加重健脾补益之品用量，始终不忘"健脾固本"的基本。健脾化痰多采用白术、苍术、茯苓、薏苡仁、怀山药、陈皮等，痰湿重者加用浙贝母、制半夏，痰瘀搏结者用三棱、莪术等，有热毒之象者加用半枝莲、白花蛇舌草，癥块坚硬者加用鳖甲、穿山甲等软坚散结。在本案中，洪老先期以清热利湿为主，后期重心放在健脾化痰之上，在长达几年的治疗中时时顾及气血阴阳，多用调、补、柔之品，达到驱邪不伤正，养正积自除的目的。

案例 2

杨某，女，60 岁。2015 年 8 月 27 日初诊。

主诉：右上腹胀痛 1 个月余，伴乏力、纳差。

患者于 2015 年 7 月初无明显诱因出现右上腹胀痛伴乏力、纳差，无恶心、呕吐，无畏寒、发热，无便血黑便等不适，当地医院查腹部 B 超示、肝右叶占位（CA 考虑），AFP > 2000ng/mL，结合患者有乙肝病史，确诊为原发性肝癌。遂于 2015 年 7 月 15 日至宁波市第二医院行 TACE 术一次（具体不详），术后查上腹部 CT 示肝右叶肿块稍有缩小，AFP：700ng/mL。但患者术后右上腹痛及乏力纳差未见明显缓解，并出现轻度黄疸。就诊时，患者右上腹胀痛不适，乏力，纳差，口干，口苦，小便量少而黄，大便偏溏，舌红，苔薄黄腻，脉弦。

西医诊断：原发性肝癌。

中医诊断：肝积。

辨证：肝郁脾虚湿盛。

治法：疏肝健脾利湿。

方药：参苓白术散合四逆散加减。党参 15g，茯苓 30g，白术 20g，白扁豆 15g，陈皮 10g，怀山药 30g，薏苡仁 30g，莲子 25g，川楝子 6g，炒山楂 15g，柴胡 12g，白芍 10g，枳实 10g。共 14 剂。煎服法：上药添水约 1000mL，煎煮沸后，文火煮 30 ～ 35 分钟，滤出约 200mL，如此煮两次，饭后半小时温服。早晚各服一次。

2015 年 9 月 10 日二诊：右上腹胀痛不适稍减轻，仍感乏力、纳差，稍感口干、口苦，小便转调，大便已成形，舌红，苔薄腻，脉弦。前方加黄芩 10g，制半夏 10g，再进 14 剂，煎服法如前。

介入治疗：服中药 2 周后，患者体力恢复，于 2015 年 9 月 25 日行 TACE 术：采用 Seldinger 技术穿刺，在 DSA 透视下将导管插入腹主动脉造影，再进至肝总动脉，再次造影显示右肝部巨大肿瘤，肿瘤内原充填的碘化油部分缺失，选择进入肿瘤的供血血管，注入华蟾素注射液 10mL 与碘化油 10mL 混合乳化剂，栓塞肿瘤血管，再次造影显示肿瘤内供血血管已全部栓塞，无供血血管存在。

2015 年 10 月 9 日三诊：患者无明显右上腹胀满，稍感乏力，纳谷转香，时有盗汗，二便调，舌淡红，苔薄白，脉弦。AFP：100ng/mL。方药：太子参 20g，鳖甲 20g，五味子 6g，猪苓 15g，佛手 10g，预知子 20g，稽豆衣 15g，生牡蛎 30g，炒鸡内金 20g，炒稻芽 30g，炒麦芽 30g。煎服法如前。

此后在原方基础上随症加减，病情稳定。一月后复查全腹增强 CT 示肝脏肿瘤较前明显缩小。患者每间隔 3 ～ 4 个月行 TACE 术一次，共行 8 次 TACE 术，末次时间为 2016 年 4 月 20 日，多次复查提示病情得到控制，患者的症状明显改善，坚持中医药调理至今，带瘤生存，生活质量良好。

按语：本案患者证属脾虚湿盛，治以疏肝健脾祛湿，方以参苓白术散为基础加减，兼以四逆散调和肝脾，二诊时诸症减轻。全方以补益、和柔之品为主，不用破气消坚峻烈之品，是因肝之刚强特性，主疏泄，故宜疏肝柔肝不宜伐肝；另一方面，全方注重肝脾同调，所谓"见肝之病，知肝传脾，当先实脾"，故以参苓白术散补脾利湿，并以四逆散调和肝脾。对于本患，洪老始终坚持平稳，不轻用攻伐之品，三诊起洪老用药更显清灵，清补清泻，并顾及滋养肝阴，开运脾胃，轻剂软坚散结，坚持长期调理，取得了比较满意的临床效果。

本病例选用了目前治疗肝癌的经典方法——TACE。洪老认为肝癌介入治疗除了常规栓塞外，还可选用中药抗肿瘤制剂，如华蟾素等。TACE术有效的原因是阻塞了肿瘤的供血血管从而阻断了肿瘤的血供来源。肝癌患者大多有多年的肝病史，其肝功能已损，处在代偿期的边缘，如果用大剂伐肝则会加重肝损，使肝功能进入失代偿期，影响后续TACE治疗，不利肿瘤控制。患者在TACE治疗过程中，一直配合中医药治疗，症状得到改善，生活质量得到提高，整体治疗进入良性循环，并体现了中西医结合的优势。

现代药理研究发现具有抗癌功效的中药品种繁多，但仍需讲究如何选择应用、合理配伍。洪老认为要在辨证施治的基础上选择抗癌药物。此案中，洪老没有使用清热解毒类抗肿瘤药而用了疏肝健脾类药物，其实这类药物同样有抗肿瘤作用。比如：党参能通过提高免疫功能来抗肿瘤，使癌细胞分化逆转；薏苡仁能健脾化湿从而抗癌。洪老认为要结合辨证论治选择用药，才能达到良好的疗效，诸药合用，标本兼治，达到使患者带瘤生存的目的。

第九节　胰腺癌

胰腺癌是一种较常见的消化道恶性肿瘤，具有发病隐匿、进展迅速、预后较差的特点。胰腺癌的病因尚未完全清楚，可能与吸烟、饮酒、高蛋白高脂饮食、慢性胰腺炎、糖尿病、胃溃疡和胃切除术、环境污染、遗传基因等因素有关。由于胰腺癌病情进展迅速，患者生存期较短，故洪老根据自己多年的临床经验提出"标本兼治，祛邪即为扶正"的治疗理念。

案例

患者，男性，68岁，2019年8月2日首诊。

主诉：胰腺癌术后半年余。

患者半年前因"胃脘部疼痛"至当地医院就诊查上腹部MR示胰腺尾部癌，胆囊管小结节。肿瘤标志物：CA199 516KU/L，CEA 900ng/mL。遂入驻该院行胰腺癌根治术，手术过程顺利。术后病理示肿瘤大小2.5cm×2cm×2cm；中分化腺癌，肿瘤浸润胰腺实质，小灶浸润至胰腺表面纤维脂肪组织，局部累及脾门处纤维脂肪组织，脾脏实质未见癌累及；脉管内癌栓（＋），神经侵犯（＋）。镜下脾门淋巴结1/3枚转移。患者术后行AG方案化疗3疗程，因不能耐受化疗副反应，故未完成后续化疗。刻下症见胃纳尚可，无嗳气、反酸，无胃胀，大小便正常，舌淡，苔薄白，脉弦。

西医诊断：胰腺癌术后。

中医诊断：胃痛。

辨证：湿热郁滞，气机阻塞。

治法：清热化湿，理气止痛。

方药：柴胡 10g，炒白芍 12g，炒枳壳 10g，金钱草 30g，半枝莲 30g，肿节风 10g，郁金 10g，石见穿 15g，徐长卿 20g，鸡内金 20g，延胡索 20g，川楝子 10g，甘草 5g。共 7 剂，每日 1 剂，水煎至 300mL，每次 150mL，分 2 次温服。

2019 年 8 月 9 日二诊：患者服药后胃脘部疼痛仍有，胃纳有所好转，故效不更方，原方改炒鸡内金为 15g，延胡索为 30g，甘草为 6g，增强理气止痛效果。

2019 年 8 月 30 日三诊：患者疼痛有所加重，面色萎黄，舌胖大，苔白腻，脉沉弦。故建议患者口服阿片类药物止痛，以治其标，予中药健脾扶正、解毒散结治其本。方药：太子参 20g，炒白术 15g，茯苓 15g，陈皮 6g，佛手 10g，赤白芍各 6g，丹参 30g，郁金 10g，炒内金 20g，炒麦芽 30g，炒谷芽 30g，半枝莲 30g，蛇舌草 30g，甘草 5g，14 剂，每日 1 剂，水煎至 300mL，每次 150mL，分 2 次温服。此后患者以此方加减连续服用八个月之久，后终因病重离世。

按语：《医宗金鉴》言"正气与邪气，势不两立，一胜则一负"，胰腺癌病机复杂，病情进展迅速，在临床上处理好扶正与祛邪的关系是重点。洪老在组方用药时，主张以扶正为本，为祛邪提供条件。祛邪是目的，邪去则正自复，通过祛邪恢复人体的自愈能力，可以提高身体各项机能，使正气更加充盛，抵御疾病的能力得到提高。在临证治疗时，洪老也主张应该根据疾病不同阶段及证型的变化，对祛邪与扶正的偏重作适度调整，单纯的扶正或者单纯的祛邪在治疗中都是不可取的。

本医案中洪老在治疗上予以清热解毒祛湿法贯穿始终，这固然与胰腺癌患者湿毒蕴热有关，更是植根于《神农本草经》序言"治寒以热药……痈肿疮瘤以疮药，风湿以风湿药。各随其所宜"。洪老在诸多清热解毒药物中尤喜欢用半枝莲，《泉州本草》记载半枝莲"清热解毒，祛风散血，行气利水，通络破瘀止痛。内服主血淋，吐血；外用治毒蛇咬伤，痈疽，疔疮，无名肿毒"。半枝莲含生物碱、黄酮苷、酚类及甾体。动物试验表明其对多种肿瘤的生长有抑制作用，还有利尿、解痉、祛痰的作用，临证时与其他药物搭配可用于治疗胰腺癌等各种癌症。

第三章　内科杂病医案

第一节　暑湿

案例 1

叶某，女，56 岁。2018 年 8 月 3 日初诊。

主诉：发热 3 天。

患者 3 天前无诱因下出现发热，体温约 38.2℃，伴神疲、乏力、头重不能抬举，于当地医院就诊，查血常规及 X 线均无异常，经三天输液治疗（具体用药不详），身热仍然不退。今日患者就诊时体温 38℃，神疲、乏力明显，自觉口渴，汗出不畅，怕风、身重、头重，纳差，小便黄，大便稀，夜寐易醒。舌淡胖，苔微黄腻，脉濡数。

中医诊断：暑湿。

辨证：暑热伤津，兼有湿滞。

治法：芳香淡渗，清暑化湿。

方药：新加香薷饮加减。香薷 10g，厚朴花 10g，薏苡仁 30g，竹茹 10g，荷叶 20g，滑石 20g，芦根 30g，太子参 15g，神曲 30g，茯苓 15g，甘草 5g，炒扁豆 15g。共 7 剂，每日 1 剂，水煎至 300mL，每次 150mL，分 2 次温服。并嘱患者好好休息，忌生冷辛辣之品。

2018 年 8 月 10 日复诊：患者诉用药三天后热退，神疲、乏力、头重明显好转，纳差改善，二便正常，舌淡，苔微白，脉小濡。守方再进 7 剂。

　　按语：暑病一词最早见于《素问·热论》篇："凡病伤寒而成温者，先夏至日者为病温，后夏至日者为病暑。"以夏至作为命名温病与暑病的分界线，后世医家亦多遵此。暑是自然界暑、湿、风、火、燥、寒六种气候变化之一，即"六气"之一，又称"暑气"，是夏季的主气。若六气发生异常，导致人体发生病变，则成为致病因素，称为"六淫"。暑邪即是六淫邪气中形成于夏季酷暑时节，热性极强的一种致病邪气。暑邪所导致的急性外感病统称为暑病，其包含的病证比较广泛，由于暑邪有兼湿、不兼湿之别，故暑病主要分为暑温和暑湿两大类。夏季气候炎热，人体腠理疏松，再加上暑性酷烈，病邪易长驱直入，或为阳明气分热盛证，或为突然昏倒的中暑证，或为直中厥阴的动风证，病情较重。若暑兼湿，其病变发展虽没有暑温快，但因仍以热为主，故病情依然较重，且兼有脾胃症状。

　　洪老认为本患者因发热就诊，正值盛夏，温盛为热，木生火也；热极湿动，火生土也。上热下湿，人居其中而暑成。夏月感寒，邪滞肌表，则见发热、无汗、头身疼痛等风寒表实证；夏月喜冷饮，湿伤脾胃，气机不畅，则见纳差、大便稀。施以新加香薷饮加减对症之。方中香薷辛温芳香，可解表除寒、祛暑化湿，是夏月解表之要药。厚朴花行气除满，内化湿滞，为臣药。又用炒扁豆、薏苡仁、神曲、太子参、茯苓健脾和中，祛湿消暑；竹茹、荷叶、滑石、芦根清热解暑；甘草调和诸药，共奏芳香淡渗、清暑化湿之效。

案例 2

徐某，男，52 岁。2018 年 8 月 17 日初诊。

主诉：发热伴头痛、乏力 7 天。

患者 7 天前受凉后出现发热，体温约 37.8℃，伴怕冷、乏力、头痛，于当地医院就诊，治疗后体温正常。但自觉仍有发热（量体温正常）、怕冷、乏力、四肢酸楚。刻下症：乏力，四肢酸楚，胸闷，胃纳不香，大便正常。舌淡，苔腻舌根黄腻，脉滑。

中医诊断：暑湿。

辨证：暑热伤津，脾胃不和。

治法：清热化湿。

方药：蒿芩清胆汤加减。青蒿 12g，黄芩 18g，枳壳 10g，竹茹 10g，茯苓 15g，陈皮 10g，蚕砂 20g，滑石 20g，生薏苡仁 30g，白豆蔻 6g，厚朴花 10g，通草 6g，生甘草 5g。共 7 剂，每日 1 剂，水煎至 300mL，每次 150mL，分 2 次温服。并嘱患者好好休息，忌生冷辛辣之品。

2018 年 8 月 24 日复诊：患者诉胸闷、肢酸均好转，纳可，舌淡，苔尚微腻，脉滑。以上方去青蒿、黄芩，加苍术 15g，神曲 15g，再进 7 剂而愈。

按语：患者暑月受凉，感受外邪而发病，驱邪不当，入里化热、脾胃受损，湿邪停聚而致湿热内蕴，故出现发热、怕冷、乏力、四肢酸楚、胸闷、胃纳不香等症，舌淡，苔腻舌根黄腻，脉滑为湿热内蕴、阻遏三焦之证。

蒿芩清胆汤出自俞根初《重订通俗伤寒论》，治疗少阳湿热痰浊证，症见往来寒热，胸胁胀痛，口苦胸闷，吐酸苦水或呕吐黄涎黏液，甚或干呕，舌红苔白腻或黄腻，脉弦滑数。在湿热的发展过程中，湿遏热郁，阻于少阳胆与三焦，三焦气机不畅，升降出入受阻，相火乃炽，以致枢机不利。在治疗上，俞氏将胆与三焦并重，一以和解表里，清透胆经湿热，一以分消走泄，祛除三焦之邪，是对叶天士"分消走泄"治法的发展与运用。何秀山谓："足少阳胆经与手少阳三焦合为一经，其气化一寄于胆中以化水谷，一发于三焦以行腠理。若受湿遏热郁，则三焦之气机不畅，胆中之相火乃炽，故以蒿芩、竹茹为君，以清泄胆火。胆火炽，必犯胃而液郁为痰，故臣以枳壳、二陈和胃化痰。又佐以碧玉，引相火下泄。"

洪老以蒿芩清胆汤加减为方，以达清热化湿之效。方中重用青蒿、黄芩为君。其中青蒿清热解暑，除蒸透邪；黄芩清热燥湿，泻火解毒，二者相伍，清热利湿，两擅其长。竹茹、厚朴花、滑石、通草、白豆蔻、枳壳、陈皮为臣，竹茹、厚朴花、枳壳、陈皮理气健脾；白豆蔻芳香悦脾，令气畅而湿行；滑石清热利湿而解暑，通草清利湿热，导湿热从小便而去。薏苡仁、茯苓化湿以醒脾，蚕砂祛风除湿解四肢酸楚。二诊时患者胸闷、肢酸均好转，纳开，舌淡，苔尚微腻，脉滑，此热已清、湿邪仍存之象，故去青蒿、黄芩清热之品，加苍术、神曲健脾化湿对症治之。

洪老喜用蒿芩清胆汤作为夏令暑湿季节的常用方剂，辨证为少阳三焦湿热痰浊证时可用此方，常用于感受暑湿、疟疾、急性黄疸型肝炎等证属湿热偏重者，对于肠伤寒、急性胆囊炎、急性黄疸型肝炎、胆汁反流性胃炎、肾盂肾炎、疟疾、盆腔炎、钩端螺旋体病属少阳胆与三焦湿遏热郁者，均可用之。

第二节　咳嗽

案例 1

萧某，女，57 岁。2014 年 3 月 14 日初诊。

主诉：咳嗽半月余。

患者半个月前因受寒，出现恶寒、头痛、咳嗽，伴有咽痒、少痰，无发热，无胸痛，无咯血等症，自行口服止咳糖浆等中成药治疗，无明显好转。今为求系统治疗来诊。刻下症：咳嗽频繁，伴咽痒、声哑，痰少色白质黏，自觉左胸不舒，易气急，动则呛咳。胸部 CT 示支气管炎。肺功能测定：中度混合性通气障碍。胃纳可，二便正常。舌淡，苔白舌边有齿印，脉细弦滑。

中医诊断：风咳。

辨证：风寒犯肺。

治法：祛风化痰，宣肺止咳。

方药：三子养亲汤合二陈汤加减。炒苏子 10g，炒莱菔子 20g，苦杏仁 10g，桔梗 10g，炒枳壳 10g，制半夏 10g，制远志 10g，蝉蜕 10g，地龙 15g，茯苓 15g，陈皮 10g，清甘草 5g。共 7 剂，每日 1 剂，水煎至 300mL，每次 150mL，分 2 次温服。

2014 年 3 月 21 日复诊：患者诉咳嗽明显好转，气急缓解，舌淡，苔白，脉小滑。治拟原法出入：上方加五味子 10g，继服 7 剂，诸症瘥。

按语：风咳主要临床表现为较剧烈的刺激性咳嗽，突发而骤止，难以抑制，咽痒气急，无痰或少痰，夜间为甚，具有突发性、痉挛性的症状特点，正如《素问·阴阳应象大论》云："风胜则动。"《素问·风论》云："风者，善行而数变。"《素问·风论》说："肺风之状……时咳短气，昼日则差，暮则甚。"以及符合"风盛则挛急"等病机特点。风咳常由冷空气、异味刺激或其他外源性吸入性异物诱发，部分咳嗽也由其他原因的咳嗽或久咳不愈发展而来。洪老认为，这是由于风邪犯肺，肺络受损，不耐外邪侵袭所致。风咳发作前，受外邪刺激，常常表现咽痒、气道痒感，痒即咳，不能自止的前驱症状，体现了"风邪为患，可致瘙痒"的特点。

洪老治以祛风化痰，宣肺止咳。处方以三子养亲汤合二陈汤加减。方中苏子降气化痰，止咳平喘；莱菔子消食导滞，下气祛痰，两药相伍，各有所长。桔梗、杏仁宣降肺气，止咳化痰，茯苓、半夏、陈皮、炒枳壳健脾理气化痰制蝉蜕、地龙、远志宣肺止咳平喘，甘草调和诸药。诸药并用，共奏祛风化痰、宣肺止咳之效。辨证准确，药已对症，故一诊后患者症状好转。二诊时患者诸症缓解，故加五味子敛肺滋阴，固护肺气。洪老在治疗咳嗽时喜用蝉蜕，因蝉蜕善止喉痒而治咳嗽，常用于喉源性咳嗽，表现为干咳，少痰或无痰，伴咽喉奇痒，遇痒则咳，呈顿咳、痉咳状，且有病情顽固、病程较长的特点。洪老认为喉源性咳嗽，其病因一为风邪，一为肝风，所谓风动金鸣，木击钟鸣。由于风邪外侵，肺失宣肃，肺气上逆；或肝木之气升发太过，反侮肺金，肺失宣肃。咳嗽病位主要在肺，而肝为风木之脏，疏泄不及或升发太过，影响肺之宣肃，则咳不已。蝉蜕入肺又入肝，能清金制木，疏散风热，宣发肺气，平肝解痉，有解痉缓急、疏利气道的作用。

案例 2

贺某，女，72 岁。2013 年 11 月 23 日初诊。

主诉：咳嗽咳痰 3 周。

患者 3 周前因外感起病，出现咳嗽不止，咳痰不爽，痰色白质黏，无发热恶寒、胸痛、咯血等症，外院查血常规、X 线未见明显异常，予止咳化痰等西药治疗，无明显好转。2013 年 11 月 23 日为求中医治疗来诊。刻下症：咳嗽频繁，伴咳痰不爽，痰多、色白质黏，无发热恶寒、胸痛、咯血等症。查体：两肺未闻及干湿啰音。胃纳一般，二便正常。舌质淡，舌苔白腻，脉细弦。

中医诊断：咳嗽。

辨证：风痰束肺。

治法：祛风化痰，宣肺止咳。

方药：止嗽散加减。炙紫菀 15g，桔梗 10g，白前 10g，百部 15g，杏仁 10g，前胡 15g，炒枳壳 10g，僵蚕 10g，蝉蜕 10g，地龙 10g，桑白皮 15g，炒甘草 5g。共 7 剂，每日 1 剂，水煎至 300mL，每次 150mL，分 2 次温服。

2013 年 11 月 30 日复诊：患者诉咳嗽咳痰等症状明显好转，舌淡，苔白，脉小弦。守原方继服 7 剂，诸症瘥。

按语：外感咳嗽是指六淫外邪侵袭肺系，致使肺失宣降引发的咳嗽，属“肺咳”范畴。《素问·咳论》云：“皮毛者，肺之合也，皮毛先受邪气，邪气以从其合也。其寒饮食入胃，从肺脉上至于肺，则肺寒，肺寒则内外合邪，因而客之，则为肺咳。”说明肺咳是六淫外邪从口鼻或皮毛而入，侵袭肺系，与肺内之寒相合为病，此发病机理与"邪之所凑，其气必虚"呼应。因风为"百病之长"，其他外邪多随风邪侵袭人体，所以外感咳嗽常以风为先导；且每与寒、热或燥夹杂为病，故有"寒、暑、燥、湿、风、火六气，皆令人咳"之说。

患者因感受风寒，袭于肺卫，出现恶寒、头痛等风寒表证，同时"风邪未能外达，肺闭不宣"，出现咳嗽、咳白痰等症状。洪老治以止嗽散加减，有解表邪、宣肺气、止咳嗽、化痰涎之效。方中桔梗苦辛微温，能宣通肺气，泻火散寒，治痰壅喘促；炙紫菀辛温润肺，苦温下气，补虚调中，消痰止渴，治寒热结气，咳逆上气；百部甘苦微温，能润肺，治肺热咳呛；白前辛甘微寒，长于下痰止嗽，治肺气盛实之咳嗽；杏仁、前胡、桑白皮宣肺止咳化痰，僵蚕、蝉蜕、地龙、炒枳壳祛风平喘；甘草炒用气温，补三焦元气而散表寒。止嗽散是程钟龄所创订的一张经验方，对于多种咳嗽都有良效。程氏说："本方温润和平，不寒不热，既无攻击过当之虞，大有启门驱贼之势，是以客邪易散，肺气安宁，宜其投之有效欤！"

案例3

堂某，男，21岁。2015年11月4日初诊。

主诉：咳嗽3天，加重1天。

患者3天前因打球后而出现咳嗽、鼻塞、流涕，自服"三九感冒灵颗粒"而不能缓解。今为求系统治疗来诊。刻下症：咳嗽，痰白、黏，鼻塞流涕，微恶风寒，无发热恶寒，无胸痛、咯血等症。查体：两肺未闻及干湿啰音。胃纳一般，小便正常，大便干。舌淡红，苔薄，脉浮滑数。

中医诊断：咳嗽。

辨证：风热犯肺。

治法：辛凉解表，疏散风热，宣肺止咳。

方药：桑菊饮加减。桑叶 10g，菊花 10g，桔梗 10g，杏仁 10g，炙紫菀 15g，款冬花 10g，连翘 9g，薄荷 6g（后下），生甘草 6g，芦根 15g。共 3 剂，每日 1 剂，水煎至 300mL，每次 150mL，分 2 次温服。

经随访，家长告知患者服药当天诸症显著缓解，3 剂药后，诸恙若失，人复如旧。

按语：此乃外感风热，肺失宣降所致的咳嗽，治宜辛凉解表，疏散风热，宣肺止咳。洪老投以桑菊饮，甚为切证。风热外袭，卫外不固，故见微恶风寒；风热犯肺，肺失宣降，故见咳嗽、咳痰、鼻塞、流涕；风热犯肺，煎熬津液，故见痰黏；脉浮滑数为外感风热、痰热内蕴之脉。浮数脉为外感风热的脉象，而外感风热，煎津成痰，痰热内蕴，故兼见滑脉；由于表证初起，尚未入里，故见痰白，舌淡红苔薄。此证在叶氏的卫气营血辨证当中属于卫分病，在吴氏的三焦辨证当中属上焦病。卫分病的治法当遵守叶天士"在卫汗之可也"的原则，用汗法、解表法；上焦病的用药当从于吴鞠通"治上焦如羽，非轻不举"的特点，以轻清升浮的药为主。

桑菊饮出自《温病条辨》，具有辛凉解表、疏散风热、宣肺止咳的作用，因其组方当中药量较轻，且药性多轻清升浮，故吴鞠通称其为"辛凉轻剂"。洪老选用桑菊饮化裁。方中桑叶、菊花、薄荷、连翘辛凉疏散，以解外邪；桔梗、杏仁用量相等，一宣一降，复肺气之宣降以止咳嗽；紫菀、款冬花降气化痰，以助止咳之力；外感风热，容易伤津耗液，故洪老重用芦根，以清肺热、保津液；甘草调和诸药。如此表邪去，宣降复，痰热清，咳嗽除。辨证无误，方证相对，故效如桴鼓。

案例 4

肖某，女，37 岁。2015 年 12 月 6 日初诊。

主诉：咳嗽 2 周。

患者 2 周前因家庭琐事和丈夫发生争执而出现咳嗽、乳房胀痛、胁肋痛。今来门诊就诊，刻下症：咳嗽，痰黄，咽痛，乳房胀热痛，右胁时痛，纳可，腰酸，晨起浮肿，小便欠畅，大便正常，阴痒、干，月经量少，舌偏红裂纹，苔稍厚微黄，脉弦细。

中医诊断：咳嗽。

辨证：肝火犯肺。

治法：疏肝理气，清肝宁肺，化痰止咳。

方药：小柴胡汤加减。黄芩 12g，柴胡 9g，党参 10g，制半夏 10g，浙贝母 12g，炙紫菀 15g，款冬花 10g，川楝子 10g，延胡索 10g，生甘草 6g。共 7 剂，每日 1 剂，水煎至 300mL，每次 150mL，分 2 次温服。

2015 年 12 月 13 日复诊：服上药后症状大减，咳嗽、痰黄、咽干已除，浮肿消失，小便通畅。乳房胀热痛、胁肋痛亦大为减轻，然尚未尽解。药已对症，效不更方，继进 7 剂。

按语：此乃肝气不舒、郁而化火、肝火犯肺所致的咳嗽。治宜疏肝理气，清肝宁肺，化痰止咳。肝气不舒，气机不畅，故见乳房胀痛、胁肋时痛、脉弦；肝气郁结，气机阻滞，血行不畅，冲任失调，故见月经量少；肝气郁滞，不能疏利三焦，通调水道，故见小便欠畅、晨起浮肿；肝气不舒，郁而化火，故见乳房热痛；足厥阴肝经"循股阴，入毛中，过阴器，抵小腹"，肝经有热，故见阴痒、阴干；肝火犯肺，肺失清肃，故见咽痛、咳嗽；肝火犯肺，炼液成痰，痰热内蕴，故见痰黄、舌红、苔黄厚。

小柴胡汤本为治疗伤寒少阳病的基础方，也是和解少阳的代表方，主要是针对伤寒邪犯少阳，病在半表表里的病机而设。因为本方又有良好的疏肝解郁的功效，所以后世也常将小柴胡汤用于肝气不舒的疾病治疗当中。对于本证的治疗，洪老选用小柴胡汤为底方加减。方中柴胡、川楝子疏肝解郁，调畅气机；黄芩一则泻肝火，二则清肺热，一药而两擅其功；制半夏、浙贝母清热化痰；炙紫菀、款冬花下气化痰止咳；延胡索活血行气，以调冲任；党参顾护中气；甘草调和诸药。如此则肝郁解，肝火清，肺热除，咳嗽止。经随访，药后诸症显著缓解。

本证的治疗，是肺病从肝治的典型。《黄帝内经》云："五脏六腑皆令人咳，非独肺也。"咳嗽的产生，很多时候不仅仅和肺脏有关，和五脏六腑也有一定的关系。对于咳嗽的辨证和治疗，不应只着眼于肺，而要立足于整体。这样才能避免一叶障目，做出正确的诊断和治疗。这也是洪老注重"整体观"的体现。

案例 5

廖某，男，50 岁。2016 年 4 月 12 日初诊。

主诉：反复咳嗽 10 天。

患者 10 天前因应酬，过饮白酒而出现咳嗽、痰黏。刻下症：咳嗽，痰白黏，夜间尤甚，鼻咽干燥，口干不苦，燥热汗多，时自清嗓，食纳尚可，睡眠不实，畏寒，大便黏腻，小便色黄，舌淡红有齿痕，苔黄稍腻，脉弦稍迟。

中医诊断：咳嗽。

辨证：湿热蕴肺。

治法：宣畅气机，清利湿热止咳。

方药：三仁汤加减。薏苡仁 30g，白豆蔻 6g，厚朴花 10g，通草 6g，杏仁 10g，制半夏 6g，淡竹叶 10g，淡竹茹 10g，炙紫菀 10g，款冬花 10g，五味子 10g。共 7 剂，每日 1 剂，水煎至 300mL，每次 150mL，分 2 次温服。

经随访，服药 4 剂后，咳嗽、痰黏已解，大便成形，小便颜色变淡，睡眠得安，诸症缓解。

按语：此乃湿热内蕴，且湿重于热所致的咳嗽。治宜宣畅气机、清利湿热以止咳嗽。湿热内蕴，灼伤肺津，故见鼻咽干燥、口干；炼液成痰，故见痰黏，时自清嗓；肺失清肃，故见咳嗽；湿热蕴蒸，迫津外泄，故见燥热汗多；热扰神明，故见睡眠不实；湿为阴邪，容易困阻阳气，故见畏寒；湿性重浊黏滞，湿与热合，如油入面，胶着蕴蒸，难解难分，故见大便黏腻不畅；湿热蕴结膀胱，故见小便色黄；舌淡红有齿痕，苔黄稍腻，为湿热内蕴且湿重于热之象。湿重故见舌淡红有齿痕、苔腻；体内有湿，故脉弦，湿困阳气，故脉迟。

洪老喜用三仁汤加减来治疗湿重于热证。本案方中杏仁宣利上焦肺气，气行则湿化，兼以止咳；白豆蔻芳香化湿，行气宽中，畅中焦脾气；薏苡仁甘淡性寒，一则渗利水湿以健脾，二则使湿热从小便排除。杏仁、白蔻仁、薏苡仁体现了宣上、畅中、渗下"三焦分消"的配伍特点，三仁汤即以此为名。制半夏、厚朴花行气化湿，助白豆蔻畅中之力；通草、淡竹叶、淡竹茹甘寒淡渗，助薏苡仁清利湿热；炙紫菀、款冬花助杏仁下气止咳；更妙者，加五味子，一则助杏仁、炙紫菀、款冬花以止咳，二则使方中渗利中兼有收敛，防止诸药渗利伤阴之弊，相反相成，使祛邪不伤正，三则取其益气之功，缓解湿困阳气所导致的畏寒症状，一举三得。如此，湿热去，气机畅，咳嗽止。

第三节 哮喘

案例 1

周某，女，71 岁。2015 年 1 月 17 日初诊。

主诉：痰鸣气喘 2 周。

患者自幼有哮喘病史，2 周前因受寒而引发哮喘，频繁发作。刻下症见：喉中作水鸡声，痰鸣喘咳，张口抬肩，伴气急、咳痰色白稍稠、胸部闷痛。纳不佳，寐欠安，二便尚可。苔白薄，舌质淡红，脉小弦滑。

中医诊断：哮病。

辨证：痰邪蕴肺。

治法：宣肺化痰，止咳平喘。

方药：麻黄杏仁汤加减。炙麻黄 6g，苦杏仁 10g，桔梗 10g，炒枳实 10g，炒黄芩 12g，野荞麦根 30g，前胡 15g，浙贝母 10g，陈皮 10g，炙五味子 10g，清甘草 6g。共 7 剂，每日 1 剂，水煎至 300mL，每次 150mL，分 2 次温服。

2015 年 1 月 24 日二诊：药后症减，痰色白较稠，苔薄微黄，脉小滑，治拟原法。上方去野荞麦根，加鱼腥草 30g，再进 7 剂，复诊咳嗽气急缓解。

按语：患者素体虚弱，因外感风寒，未能及时表散，邪蕴于肺，壅阻肺气，气不布津，聚液生痰。如《临证指南医案·哮》云:"若夫哮证,亦由初感外邪,失于表散,邪伏于里,留于肺俞。"故出现痰鸣喘咳之症。洪老以麻黄杏仁汤为底方,炙麻黄宣肺平喘,苦杏仁化痰降逆,二药为君;桔梗、前胡宣肺止咳,浙贝母、陈皮、炒枳实理气化痰,野荞麦根、炒黄芩清热化痰,炙五味子收敛肺气,并防麻黄过于耗散,甘草调和诸药,共奏宣肺化痰、止咳平喘之效。二诊时患者症状缓解许多,苔变微黄,故改用鱼腥草重清热化痰之效。

案例 2

黄某,女,77 岁。2015 年 1 月 6 日初诊。

主诉:咳嗽气喘 5 天,加重 2 天。

患者 5 天前因清晨外出,回家后开始出现咳嗽、恶寒、喘气。起初不以为意,近两天加重,继而出现气喘、呼吸困难、动则喘甚、胸闷、痰黏等兼症。刻下:咳嗽气喘胸闷,呼吸困难,恶寒,痰鸣白黏,胃脘胀闷上气,口干,口微苦,便可,舌质红暗大,苔白微黄,脉细弦滑数。西医诊断为急性支气管炎。

中医诊断:喘病。

辨证:风寒壅肺。

治法:解表散寒,宣肺止咳,温化寒饮,兼清郁热。

方药:小青龙加石膏汤加减。炙麻黄 6g,制半夏 9g,五味子 6g,生白芍 10g,炙紫菀 10g,神曲 15g,桂枝 6g,干姜 5g,细辛 3g,鱼腥草 15g,清甘草 5g。共 7 剂,每日 1 剂,水煎至 300mL,每次 150mL,分 2 次温服。

2015 年 1 月 13 日二诊:咳嗽、气喘已除,呼吸困难、胸闷、痰鸣皆消。唯人略显疲惫,手脚冰凉,胃纳不佳,夜寐差。舌质淡、苔白,脉细弦,予投以六君子汤加减以兹调理。方药:

党参 15g，炒白术 20g，茯苓 20g，生薏苡仁 30g，制半夏 10g，陈皮 10g，白前 10g，炙远志 10g，酸枣仁 20g，桔梗 10g，焦山楂 30g，清甘草 6g。共 7 剂，每日 1 剂，水煎至 300mL，每次 150mL，分 2 次温服。

按语：此乃外感风寒，寒饮内停，饮郁化热所致的喘病。治宜解表散寒，宣肺止咳，温化寒饮，兼清郁热。洪老遵小青龙加石膏汤之意，易石膏为鱼腥草。古人云："有一分恶寒，便有一分表证。"外感风寒，卫阳被抑，不能温煦肌表，故见恶寒；寒邪束肺，肺气郁闭，宣发不畅，故见咳嗽气喘胸闷；寒饮内停，故见痰鸣、脉弦滑；痰饮内停，饮郁化热，故见痰白黏、舌苔黄白相兼，脉弦滑兼数；口干、口苦、舌质红亦为化热之象；饮停于胃，胃失和降，故见胃脘胀闷上气。

小青龙加石膏汤出自《金匮要略·肺痿肺痈咳嗽上气病脉证治》，为小青龙汤加石膏而成，治"肺胀，咳而上气，烦躁而喘，脉浮者，心下有水"，具有散寒解表、温化寒饮，兼清郁热的功效，针对外感风寒，内有寒饮，且寒饮郁久，兼见化热之象而设。石膏大辛大寒，乃清肺胃气分实热之要药，如非体实证实之人，不可轻投，否则中气败绝，祸不旋踵。由于患者年至耄耋，且无"烦躁、大汗出、口大渴、脉洪大"等肺胃气分实热之象，故洪老易石膏为鱼腥草，这也是中医治病当中"因人制宜"的体现。方中麻黄、桂枝辛温散寒以解表邪，宣利肺气而止咳嗽。生麻黄乃峻汗之品，容易耗伤阴血，经蜜炙后发汗之力较为平和，且长于止咳平喘。洪老用炙麻黄而不用生麻黄，也是顾及患者年事已高的缘故。干姜、细辛、半夏温化寒饮；五味子敛肺止咳。五味子、干姜相伍，也是张仲景治疗肺寒、寒饮咳嗽的常用药对；白芍一则与五味子相合，以敛阴护正，二则制约麻、桂辛散太过之性；甘草调和诸药；紫菀温润下气止咳，以助五味子止咳之力；饮郁化热，再加鱼腥草以清郁热；神曲消食化积。如此，风寒去，寒饮除，郁热清，咳嗽平。

此病乃患者本身阳气素虚，寒饮内伏，复加外感风寒所致。且患者年事已高，大病之后，正气未复，故见肢冷、神疲、胃纳夜寐不佳。故复诊之时，洪老处六君子汤加减补气、温阳、化痰、安神以兹善后调理。

案例 3

胡某，男，48 岁。2015 年 11 月 29 日初诊。

主诉：气喘、胸憋反复发作 1 年，加重 1 个月。

患者 1 年前发现喉间哮鸣音伴呼吸困难，来我院呼吸科就诊。查肺功能示小气道通气障碍；舒张试验阳性。西医诊断为支气管哮喘。予多种西药治疗后能咯出大量稀白痰或少量块痰。用药半年无大发作，但仍每日反复喘憋，自觉胸闷明显，呼吸不畅，不咳嗽。近 1 个月胸憋喘鸣发作加重，气喘如牛，发作时伴咳嗽、流涕、喷嚏或咯黄痰，咽痒剧烈，口干明显，大便偏干欠畅，不能做剧烈运动，生活质量明显下降，完全依赖药物控制病情，且药量逐渐增加。幼时有荨麻疹病史，过敏性鼻炎史半年。咽无充血，扁桃体无肿大。查体双肺可闻及少量哮鸣音。舌体胖大、质淡红，舌苔薄白腻，脉象弦细。

中医诊断：哮病。

辨证：风痰蕴肺。

治法：疏风宣肺，化痰止喘，缓急利咽。

方药：华盖散加减。炙麻黄 6g，苦杏仁 10g，炙紫菀 15g，苏子、苏叶各 10g，炙枇杷叶 10g，前胡 10g，五味子 10g，地龙 10g，蝉蜕 10g，野荞麦根 30g，陈皮 10g，鱼腥草 30g，炒黄芩 10g，瓜蒌皮 15g。共 7 剂，每日 1 剂，水煎至 300mL，每次 150mL，分 2 次温服。

2015 年 12 月 6 日二诊：服药 7 剂后，胸憋明显减轻，咽痒减轻，口干减轻，咳嗽随之减轻。咯痰渐利，胸闷及呼吸不畅基本消失，黄痰及块痰明显减少，仅晨起有小发作感。患者自述今晨不喷药症状能自行缓解，已停用抗过敏药物 3 天。予守前方续服 7 剂。

经随访，患者遵上法加减调服中药 3 个月，其间西药逐渐减量至停药，病情明显好转，平素已无明显喘憋。

按语：患者因风邪袭肺，肺失宣降，气道挛急而引发哮喘，《黄帝内经》云"风性善行而数变""风为百病之长"。洪老认为，风性轻扬，善侵于上，风盛则挛急。哮病的临床特点亦是发病突然，发作前多有鼻、咽发痒，喷嚏，胸闷等先兆症状，而后气道挛急，患者突感胸闷窒息，哮喘迅即发作，呼吸气促困难，张口抬肩，甚则面青肢冷等，可持续数分钟或数小时不等。其过程完全体现了"风邪"致病之特点。因肺主气，司呼吸，主宣发肃降，外合皮毛，具有通调水道的功能。风邪袭肺，肺失宣发肃降，津液停聚为痰。正如《脉因证治》所说"风痰之因，外感风邪，袭人肌表，束其内郁之火，不得发泄，外邪传内，内外熏蒸，则风痰之证作矣"。洪老以华盖散为主方，方中炙麻黄、苏叶温肺散寒，苦杏仁、炙紫菀、苏子、陈皮、前胡、炙枇杷叶宣肺降气化痰，地龙、蝉蜕祛风化痰、止咳平喘，野荞麦根、鱼腥草、炒黄芩、瓜蒌皮清热化痰，五味子敛肺止咳，共奏疏风解痉、宣肺降气、化痰平喘之效。

第四节　胸痹

案例 1

方某，女，48 岁。2013 年 11 月 22 日初诊。

主诉：反复胸闷 1 年余。

患者 1 年前因劳累出现胸闷，西医诊断为"冠心病"，予麝香保心丸对症治疗，稍有缓解。刻下：自觉时有胸闷，伴乏力，头重，项强不舒，无后背牵涉痛，无冷汗，无心悸气短，平素易怒，月经提前，胃纳可，二便正常，夜寐尚可。舌质红，苔薄白，脉细弦。

中医诊断：胸痹。

辨证：气滞血瘀。

治法：柔肝解郁，理气和血。

方药：柴胡疏肝散加减。柴胡 10g，赤芍 15g，白芍 15g，炒枳壳 10g，制香附 10g，青皮 10g，陈皮 10g，炒丹皮 15g，葛根 30g，桔梗 10g，玫瑰花 10g，白蒺藜 15g，丹参 30g，郁金 15g，清甘草 5g。共 7 剂，每日 1 剂，水煎至 300mL，每次 150mL，分 2 次温服。

2013 年 11 月 29 日二诊：患者服上药后胸闷有减但未净，有时项强不舒，余无明显不适。舌淡红，苔薄白，脉小滑。上方去丹皮，加川芎 12g。共 7 剂。

按语：胸痹首见于《黄帝内经》，至东汉张仲景著《金匮要略》，开始有比较详细的记载。中医学认为，胸痹是由气血不畅、邪痹心络而引起，心脉瘀阻是胸痹的主要病理因素，化痰祛瘀是治疗胸痹的主要治则。胸痹的病机关键在于外感、内伤所致的心脉痹阻，多见于老年患者，出现心前区或左胸部阵发性的憋闷、疼痛等症。汉代张仲景在《金匮要略·胸痹心痛短气病脉证治》篇阐述胸痹心痛，对胸痹的病因病机、症状及治疗做了详细论述；唐代的孙思邈在《千金要方》中对病因病机、理法方药等方面与张仲景对胸痹的认识一致，认为胸痹是因心主血脉功能受损，血脉不畅形成瘀血所致；清代中医名家王清任在说明了瘀血导致胸痹发生的同时，阐述了气虚也是胸痹心痛病发生的重要因素。洪老继承了历代名家的思想，结合多年临床经验，认为胸痹病性有虚实两方面，尤以气滞、气虚、血瘀、痰浊等为病理因素。鉴于此患者性格易怒，月经提前，症见胸闷，伴乏力，头重，项强不舒，考虑为肝郁气滞血瘀引起的胸痹。

洪老以柴胡疏肝散为主方加减对症治疗。方中柴胡功善疏肝解郁，用以为君，香附理气疏肝而止痛，赤芍、丹皮、丹参活血祛瘀，共为臣药。青皮、陈皮、枳壳理气行滞，白芍养血柔肝，缓急止痛，玫瑰花、白蒺藜、郁金解肝郁并理气活血，桔梗下气，葛根解项强不舒，均为佐药。甘草调和诸药，为使药。诸药相合，共奏疏肝行气、活血化瘀之功。二诊以川芎活血行气，助柴胡以解肝经之郁滞，并增行气活血止痛之效。

案例 2

陈某，男，69 岁。2018 年 5 月 3 日初诊。

主诉：反复胸闷痛 1 年。

患者自述 1 年来时常感觉胸部闷痛，阴雨天易发作或加重，以闷为主，胸痛较轻，伴有倦怠乏力，咯吐痰涎，纳呆便溏，睡眠可，小便正常。查心电图示窦性心律。舌体胖大边有齿痕，苔白腻，脉滑。

中医诊断：胸痹。

辨证：痰浊痹阻。

治法：温阳健脾益气，理气化痰活血。

方药：理中汤合瓜蒌薤白半夏汤加减。党参 10g、炒白术 12g，茯苓 15g，干姜 6g，桂枝 6g，丹参 15g，当归 10g，川芎 9g，陈皮 6g，炙甘草 6g，法半夏 6g，瓜蒌皮 10g，薤白 10g，炒枳壳 15g。共 7 剂，每日 1 剂，水煎至 300mL，每次 150mL，分 2 次温服。

2018 年 5 月 10 日二诊：患者自述胸闷、胸痛较前减轻，食欲明显增加，倦怠乏力较前好转，仍有咯吐痰涎，便溏，睡眠可，小便正常。舌体胖大边有齿痕，苔白腻，脉滑。守原方出入：上方加黄芪 15g，苍术 10g，厚朴 10g。共 7 剂。

2018 年 5 月 17 日三诊：患者偶有胸闷，无胸痛，倦怠乏力、咯吐痰涎均较前减轻，纳眠可，二便调。舌体胖大边有齿痕，苔白，脉滑。上方去黄芪、炒枳壳、厚朴，继服 14 剂，诸症瘥。

按语：洪老认为此患者以胸闷痛为主症，闷重痛轻，舌体胖大边有齿痕，苔白，脉滑，辨病辨证为胸痹，痰浊痹阻证。患者为老年男性，肾气亏虚，脾阳不足，运化失健，聚湿生痰，痰浊阻遏心阳，气机不畅，心脉瘀阻，发为胸痹。倦怠乏力，咯吐痰涎，纳呆便溏均为脾虚湿盛之征象。初诊洪老以性味甘温之党参补气健脾，白术甘温苦燥，健脾燥湿，茯苓甘淡健脾

渗湿，干姜大辛大热，温脾阳、祛寒邪、扶阳抑阴，桂枝辛甘
而温，乃温通阳脉要药，五药合用，温阳益气之功显著；丹参
味苦性微寒，活血祛瘀，能破宿血，补新血，当归甘辛性温，
补血活血，川芎辛温，活血行气，三药合用，共奏活血化瘀之
功；陈皮辛苦温，理气健脾，燥湿化痰，使前药补而不滞，又
增强行气活血之功；法半夏、瓜蒌皮化痰行气，薤白通阳散结，
炒枳壳行气导滞；甘草益气健脾、缓急止痛、调和诸药。全方
共奏温阳健脾益气、理气化痰化瘀之效。二诊时，患者便溏未
见好转，遂加用黄芪、苍术、厚朴，燥湿行气，升清降浊，黄
芪益气而活血，诸药共用，效果显著。三诊时患者诸症均改善，
随去黄芪、炒枳壳、厚朴以固温阳益气、活血化瘀之效。

第五节　不寐

案例1

阮某，男，35岁。2014年2月28日初诊。

主诉：失眠多梦半年，伴潮热1个月。

患者自诉半年来夜寐欠佳，入睡困难，睡后则多梦，近1个月来间有阵发性潮热，夜间入睡后偶有出汗，时有乏力腰酸。苔薄白，舌暗红，脉带弦。

中医诊断：不寐。

辨证：阴虚内热。

治法：滋阴清热，养心安神。

方药：百合地黄汤加减。百合30g，生龙骨、生牡蛎各30g（先煎），生地黄20g，酸枣仁30g，知母10g，合欢皮30g，首乌藤30g，佛手10g，淮小麦30g，炙甘草6g，大枣5枚，琥珀粉3g（冲服）。共7剂，每日1剂，水煎至300mL，每次150mL，分2次温服。

2014年3月7日二诊：前症有好转，夜寐改善，多梦减轻但仍偶见，咽干仍有，烘热已瘥，自诉近期偶有胃胀，无明显恶心反酸，苔薄白，舌淡红，脉细弦，治拟原法：上方生地黄用24g，加炒白芍10g，炒枳壳10g，继续7剂。

2014年3月14日三诊：前症有减未净，口干烘热已瘥，精神好转，夜梦仍偶有，苔薄白，舌暗红，脉带弦，治拟原法：上方去生地黄，加柏子仁20g。共7剂。

2014年3月21日四诊：前症已瘥，仍梦多，苔薄白，舌质暗红，治拟原法：上方改柏子仁30g。共7剂。

后诉诸症痊愈，夜寐如常，精神亦充沛，无明显不适。

按语：近年来随着生活节奏的加快，生活压力的增加，社会竞争越来越大，导致失眠人群不断增加，发病率与日俱增，尤其在职场中的年轻人群常见，患有睡眠障碍者轻则入睡困难，有寐而易醒，有醒后不能再寐，亦有时寐时醒等，严重者则彻夜不能入睡。古代文献称之为"目不瞑""不得眠"等，是以经常不易入寐为特征的一种病证，其病机是阳不入阴所引起。从中医学分析，失眠症状主要由心、肝、脾、胃、肾等脏功能异常所致，患者多有忧思过度、情志内伤、饮食不节等诱因，病机多因营阴不足、邪气内扰所致。有邪者多实，无邪者皆虚，而在虚者之中又以阴虚火旺证为临床常见的失眠类型，临床发病率较高。阴虚火旺病位在于心、肾，其多因禀赋不足，房劳过度，或久病之人，肾精耗伤，水不济火，则心阳独亢，心阴渐耗，虚火扰神，心神不安，阳不入阴，因而不寐。正如《景岳全书·杂证谟》云："真阴精血之不足，阴阳不交，而神有不安其室耳。"睡眠障碍中还包括焦虑症、失眠、神经衰弱、抑郁症等神经症，是临床中最为常见的症状之一，与《金匮要略》中记载的百合病症状基本类似。

该患者以失眠多梦为主要症状来就医，故其中医诊断不寐明确，其治疗难点在于分析证型，在仔细辨证分析时，洪老紧紧抓住该患者兼有潮热这一症状，认为潮热多乃营阴不足、阴虚内热引起，而患者潮热多伴有腰酸不适，故其阴虚病位在于肾阴之虚，肾水不济心火，心火独亢，热扰心神，心神不宁则夜寐不安，营阴不足、心神失养则寐而多梦，舌苔薄，舌质暗红，脉弦均为营阴不足，阴虚内热之象。洪老以百合地黄汤为基础，此方是治疗阴虚内热型失眠的经典方剂，滋阴而降火，使"阳入于阴则寐"。又加入知母，既能滋阴降火，又可凉血清热，可增强百合地黄汤滋阴降火功效，并加入生龙骨、生牡蛎、琥珀粉镇定安神，酸枣仁、合欢皮、首乌藤养心安神，浮小麦既可收敛心神，又可敛汗。全方治疗重点在于养阴清热，从阴入手，恰如其分地体现了百合病治疗原则中所讲的"百合病现于阳者，以阴法救之"。

案例 2

陈某，男，37 岁。2015 年 7 月 24 日初诊。

主诉：心烦失眠伴口苦 1 个月。

患者自诉近 1 个月来心烦失眠，难以入睡，伴口苦，尤其晨起口苦明显，入睡则易惊醒，稍有动静即可晓知，偶有口干不适。患者平素工作压力较大，有时头晕，平素嗜好饮酒。舌苔白腻带黄，脉细弦。

中医诊断：不寐。

辨证：胆郁痰热。

治法：清热化痰，利胆安神。

方药：黄连温胆汤加减。川黄连 5g，制半夏 10g，茯苓 20g，炒枳壳 10g，陈皮 10g，淡竹茹 10g，酸枣仁 30g，制远志 10g，合欢皮 30g，生薏苡仁 30g，天麻 9g，清甘草 5g。共 7 剂，每日 1 剂，水煎至 300mL，每次 150mL，分 2 次温服。

2015 年 7 月 31 日复诊：夜寐好转，深睡眠增加，睡眠整体明显改善，口苦口干有缓解，近有恶心，自觉消化不好，苔薄白根厚，治拟原法出入：上方去天麻，加藿香 10g，神曲 30g，改用姜半夏 12g，再服 7 剂，症状好转。

按语：中医学对"不寐"的认识由来已久，早在《灵枢·营卫生会》中描述"营在脉中，卫在脉外，营周不休，五十而复大会，阴阳相贯，如环无端。卫气行于阴二十五度，行于阳二十五度，分为昼夜，故气至阳而起，至阴而止……夜半而大会，万民皆卧"。《灵枢·口问》云："卫气昼日行于阳，夜半则行于阴；阴者主夜，夜者卧……阳气尽，阴气盛，则目瞑，阴气尽而阳气盛则寤矣。"详细描述了营卫的生理状态及其与睡眠之间的关系：卫气行于阳则阳气盛，阳主动故精力充沛而少寐，卫气行于阴则阴气盛，阴主静故可安卧而眠。《灵枢·大惑论》云："卫气不得入于阴，常留于阳，留于阳则阳气满，阳气满则阳跷盛，不得入于阴则阴气虚，故目不瞑矣。"进一步说明了营卫在病理状态下如何影响睡眠状态：当卫气运行失常时，必然会影响正常的睡眠，可见卫气的正常运行是保证正常睡眠的基础。综上，"不寐"的主要病机是"卫气不得入于阴"。

而影响"卫气不得入于阴"主要有两方面原因，一方面是由于外邪入侵，扰乱营卫的运行；另一方面则是由于营卫亏虚，阴阳失调，营卫不和所致。正如《景岳全书·不寐》所说："不寐证虽病不一，然唯知邪正二字则尽矣，盖寐本乎阴，神其主也，神安则寐，神不安则不寐，其所以不安者，一由邪气之扰，一由营气之不足耳。"

温胆汤出自《三因极一病证方论》，有清化痰热、和中安神的功效。方中半夏为君，降逆和胃，燥湿化痰，半夏乃当夏季之半，即夏至前后，此为天地阴阳交会之期，取象比类，半夏可交通阴阳，引阳入阴，治疗失眠其用尤妙；竹茹为臣，清热化痰，止呕除烦，且其性偏凉，不仅加强半夏祛痰之力，还可减轻半夏温燥之性；枳壳行气消痰，使痰随气下；佐以陈皮理气燥湿；茯苓健脾渗湿，则湿去痰消，以消生痰之本；使以甘草益脾和胃而协调诸药，方中加用黄连，名为黄连温胆汤，可加强清热化痰之力。

洪老认为本病诊断容易，难在辨证，但若掌握了不寐的辨证规律，则可以化繁为简。不寐辨证应首先明确虚、实之分，其实者非痰即火，该患者舌苔白腻略黄，既为有痰之象，又有化热之症，乃痰郁化热之证，其伴有口苦，夜寐多伴惊悸不安，可知其病位在少阳之胆。胆为清净之腑，性喜宁谧而恶烦扰，若胆为邪扰，失其宁谧，则胆怯易惊，心烦不眠，惊悸不安。结合患者平素嗜好饮酒，酒乃肥甘厚味，易生痰聚湿，故不难理解本病案为胆郁痰热扰神之证型，舌苔白腻带黄均为痰热之证，治疗宜清热化痰，利胆安神。洪老在该病案中运用黄连温胆汤清化热痰以治其标，且在其中重用远志、酸枣仁、合欢皮之品养肝血、宁心安神以固其本，标本兼顾，药到病除，二次复诊即可见疗效显著。

案例 3

张某，女，46 岁。2013 年 11 月 16 日初诊。

主诉：失眠伴潮热 3 个月。

患者自诉 3 个月前开始出现入睡困难，辗转难眠，伴手心低热，时有汗出，近 2 个月来经量减少，色暗红，口干口渴，常伴有腰膝酸软，大便正常，舌淡，苔薄，脉细。

中医诊断：失眠。

辨证：肝肾阴虚。

治法：养阴润燥，养血安神。

方药：左归丸加减。生地黄 30g，麦冬 10g，枸杞子 30g，南北沙参各 15g，石斛 12g，山茱萸 10g，当归 20g，酸枣仁 20g，知母 10g，首乌藤 30g，柏子仁 20g，炒甘草 5g。共 7 剂，每日 1 剂，水煎至 300mL，每次 150mL，分 2 次温服。

2013 年 11 月 24 日复诊：患者自诉夜寐改善，较前容易入睡，平时潮热频率减少，手心出汗症状消失，口渴较前好转，考虑患者月经量少，为气血不足之象，在上方中加入生黄芪 20g，炙黄芪 20g，太子参 20g。患者以此方口服至下次月经来潮，自诉月经量正常，颜色较前红，腰膝酸软症状明显好转。

按语：《素问·上古天真论》云："女子七岁，肾气盛，齿更发长；二七而天癸至，任脉通，太冲脉盛，月事以时下，故有子……五七，阳明脉衰，面始焦，发始堕；六七，三阳脉衰于上，面皆焦，发始白；七七，任脉虚，太冲脉衰少，天癸竭，地道不通，故形坏而无子也。"《素问·阴阳应象大论》云："年四十，而阴气自半也，起居衰矣。"更年期妇女正值"七七"前后，肾气渐衰，冲任渐虚，天癸由于得不到肾气的滋养而渐绝，常表现出月经紊乱、潮热、出汗、五心烦热、腰膝酸软等肾阴虚证的特征，肾水不足，肝木失养，魂不内守，则表现为失眠、多梦。肾阴亏虚是更年期妇女的基本生理特征，也是其发生失眠的主要病理基础，故治疗更年期失眠应以滋补肾阴为其根本大法。汪蕴谷说："治阴虚不寐者，必须壮水之主，以制阳光。盖水壮则火熄，心静则神藏。乙癸同源，而藏魂之脏，亦无相火妄动之患。"

洪老在接诊该患者时，在望闻问切之余，结合患者的生活工作。该患者诉工作压力增大出现失眠 3 个月余，手心潮热汗出，口渴欲饮，均为阴虚表现，而从舌淡、苔薄、脉细方面看，阴虚并未化热，常伴有腰膝酸软，反映出病位在肾，主要是肾阴亏虚。患者近 2 个月来月经量减少，表现出气阴不足、心血亏虚之象。归纳四诊所得，病位在心、肾，病性属虚，本病为阴虚之失眠，故洪老以左归丸为主方，大补肾中之水，以制上冲之火而除烦。方中重用生地黄达 30g，生地黄既可以滋补肾阴，又可凉血清热以防阴虚化热，枸杞子、石斛、山茱萸等平补肝肾，滋阴涵木，以养魂魄，魂有所养则心神安宁。知母、麦冬、枸杞子、石斛、南北沙参等以滋水化源，增强补肾阴之功，当归为养血补血之要品，为经水生化之源、调经之要药，酸枣仁、柏子仁、首乌藤等养心安神，甘草调和诸药。纵观全方，紧抓辨证要点，围绕更年期病的病理基础和病机特点遣方用药。

《黄帝内经》言"情有所倚则卧不安"，洪老强调，情志过极是失眠的主要诱因，尤其是更年期患者，治疗中应注意精神方面的调摄，协调家庭、工作和生活，辅以心理疏导。

案例 4

柯某，女，62 岁。2014 年 4 月 18 日初诊。

自诉：失眠半年。

患者自诉 2014 年初诊断为肺癌，术后近半年来经常失眠，闭眼则浮想联翩，难以入睡，伴有明显乏力，精神欠佳，终日不欲饮食，食之无味，大便常干秘，苔白薄，舌边有齿印，脉细弦。

中医诊断：不寐。

辨证：脾虚血亏。

治法：健脾益气，养血安神。

方药：归脾汤加减。党参20g，炒白术15g，茯苓10g，生黄芪30g，当归12g，茯神6g，枸杞子20g，酸枣仁30g，制远志10g，首乌藤30g，柏子仁30g，火麻仁30g，木香12g，清甘草5g，灯心草3g。共7剂，每日1剂，水煎至300mL，每次150mL，分2次温服。

2014年4月25日复诊大便量少，偏干，寐仍欠佳，多梦扰，纳可，鼻有少量出血，目糊，夜尿多。上方去灯心草，加菊花15g，合欢皮30g，知母10g，茯苓改用20g。上方7剂后患者诉睡眠明显改善。

按语：洪老认为在辨证不寐之虚实时，应进一步分析病因之所在、虚实之源头。该患者在失眠的同时伴有明显乏力，不欲饮食，食之无味等症状，属于六经辨证中的太阴病，太阴病所描述的"默默不语饮食"即是此。究其原因，乃患者年初诊断为肺癌之后，心理波动较大，对肿瘤有一种恐惧感，对今后生活忧心忡忡，此种情况属思虑过度，思则伤脾，久之则脾虚，脾为后天之本、气血生化之源，脾虚则气血失调，血不养神故心神不宁，神游于外而致浮想联翩，苔白薄，舌边有齿印，脉细弦也均为脾虚血亏之象，正如《景岳全书·不寐》云"血虚则无以养心，心虚则神不守舍""思虑伤脾，脾血亏损，经年不寐""无邪而不寐者，必营气之不足也，营主积压，积压虚则无以养心，心虚则神不守舍"。

一般脾气亏虚患者多伴有大便稀薄，而该患者出现便秘，这两种情况是否矛盾呢？洪老认为看似矛盾，其实不然，该患者大便干结属于老年性便秘，老年患者因胃肠蠕动较慢经常出现便秘，这是独立的疾病，故辨证时不应在此受到干扰，所以洪老仍选用归脾汤加减治疗，归脾汤始载于《济生方》，具有健脾养血，宁心安神之功效。方中党参健脾补气，安神增智；白术、黄芪、甘草、补气健脾；远志、酸枣仁、茯神补心益脾，安神定志；当归滋阴养血，既可以养血安神，又可润肠通便；木香行气舒脾，使之补而不滞，又可行气通便；火麻仁润肠通便改善便秘症状，灯心草、合欢花、首乌藤养血安神；全方既可养血以安心神，又能健脾以化生气血之源，标本兼治，故疗效确切！

洪老认为不寐乃心神之病，故在遣方用药之时，应积极疏导患者心理，消除其顾虑和紧张情绪，保持心神健康。对该患者，洪老在辨证治疗之余，为其详细讲解病情，告知其预后良好，无需过度焦虑，同时告知患者遵循科学的生活规律、饮食习惯等，患者思想逐渐放松，对疾病的恢复也起着重要作用。

第六节 胃痞

案例 1

徐某，男，71 岁。2013 年 11 月 16 日初诊。

主诉：胃胀 1 个月，伴嗳气、反酸。

患者于 2013 年 6 月因"肺癌"行手术治疗。行化疗 4 次，后逐渐出现胃脘部胀闷不适，伴嗳气，进食后明显，时有反酸烧心感，进食 1～2 小时后可自行缓解。胃镜检查示反流性食管炎（LA-A）、糜烂性胃炎。病理切片示胃窦中度慢性萎缩性胃炎伴中度肠上皮化生。曾于外院消化科治疗，嘱其服用"奥美拉唑肠溶胶囊、枸橼酸莫沙必利片"等西药，效果不显。就诊时，患者诉时感四肢乏力，情绪焦虑紧张，口淡纳差，餐后胃胀不适，1 月间体重下降 2kg，睡前易反酸，口嚼"铝碳酸镁片"后可缓解入睡，夜寐尚安，大便日行 1 次，偏黏，舌淡胖，苔白薄，边有齿痕，脉细弦。

中医诊断：胃痞。

辨证：肝郁脾虚，湿困脾胃。

治法：健脾化湿，理气和胃。

方药：太子参 15g，炒白术 15g，茯苓 15g，制半夏 10g，陈皮 10g，怀山药 30g，生薏苡仁 30g，八月札 20g，煅瓦楞子 30g，藤梨根 30g，半枝莲 30g，清甘草 5g。共 7 剂，日 1 剂，水煎至 300mL，每次 150mL，分 2 次温服。

2013 年 11 月 30 日二诊：胃纳转佳，每餐后胃脘部胀闷不适较前减轻，反酸、嗳气症减，夜间反酸仍存，四肢乏力好转，大便仍偏黏，舌淡胖，苔白薄，边有齿痕，脉细弦，苔白薄。治守原法：上方去半夏、怀山药，加海螵蛸 30g，鸡内金 20g，再进 7 剂。

2013 年 12 月 13 日三诊：诸症均好转，体重增加 1kg，夜间反酸少作，乏力已不显，大便较前成形，舌淡红，苔白薄，脉细弦，治守原法。原方加怀山药 30g，再进 7 剂。

后续随访，患者 1 年后再次行胃镜检查示慢性浅表性胃炎。病理切片示胃窦慢性萎缩性胃炎伴轻度肠上皮化生。患者间断采用中医药治疗至今，上述症状已消失，目前病情稳定，体重较前增加 6kg，患者每年复查胃镜，病理切片均提示慢性萎缩伴轻度肠化生。

按语：《伤寒论》云："心下满而不痛者，此为痞。"胃痞病为中医临床常见疾病。《素问·至真要大论》云"心胃生寒，胸膈不利，心痛否满""诸湿肿满，皆属于脾"。唐容川云："肝属木，能疏泄水谷。脾土得木之疏泄，则饮食化……设肝不能疏泄水谷，渗泻中满之症，在所不免。"可见胃痞病病位多在脾胃，且与肝密切相关。患者多表现为餐后饱胀、上腹部不适、烧灼感、食欲不振、嗳气等。西药多予抑酸、促动力等治疗，效果不佳且易反复，而中医药对于治疗胃痞病有独特的优势。

洪老认为胃痞的发生多与脾虚失运、肝郁克脾、湿浊不去密切相关。脾虚则食物不能腐熟运化，水谷精微无法化生，气血生化乏源；肝郁不得疏泄，气机不畅，木强脾遏，脾运不利，湿浊之邪壅滞体内，则生痞满不适。治疗应健脾、疏肝、化湿并进。此案患者年近七旬，肺癌术后，正气亏虚，再加之4次化疗对正气进一步损害，尤损脾胃之气，脾虚失健则生化不足、湿浊内生，故见纳少、乏力、消瘦、便溏等症。肝气郁结，气机升降失司则胃气上逆，故见反酸嗳气，木郁土遏，则痞满、湿浊难除。其基本病机为脾胃虚弱、湿邪困脾、肝郁气滞、胃失和降。治疗应以健脾化湿、理气和胃为基本大法。投以六君子汤加减，气虚者，补之以甘，参术苓草，甘温益胃，有健运之功，具冲和之德，故为君药。陈皮理气调中、燥湿化痰，防湿气胶着成痰，半夏燥湿化痰、降逆和胃。薏苡仁健脾渗湿，怀山药平补肺脾肾三脏之气，八月札疏肝和胃，煅瓦楞子制酸，藤梨根、半枝莲清热解毒抗癌，甘草调和诸药，共奏补虚泻实、标本兼治之功。二诊时已显效，夜间反酸仍存，故去温燥之半夏，加海螵蛸加强制酸功效，鸡内金加强运脾消食之效。三诊时诸症皆瘥，继续加入山药补益正气。

案例 2

姚某，女，56 岁。2013 年 11 月 15 日初诊。

主诉：胃脘胀闷不适 1 年。

患者于 2005 年行"直肠恶性肿瘤切除术"，近 1 年来，自觉易疲劳、易于感冒，外出恶风，餐后易胃胀不舒，空腹时见反酸、胃脘隐痛。查胃镜示慢性浅表性胃炎。近期胃纳、二便尚可，夜间自觉五心烦热，无口干、盗汗自汗等。近期受寒后稍有感冒，头部胀痛不适，右侧尤甚，时有喷嚏流涕，无咳嗽咳痰，面色不华，胃纳、二便尚可。舌质暗淡，苔薄白，稍有齿痕，脉细弦，略浮。

中医诊断：胃痞，感冒。

辨证：肺脾气虚兼表证。

治法：益气解表和胃。

方药：生黄芪 30g，炒白术 15g，防风 9g，陈皮 10g，荆芥 6g，女贞子 15g，炒当归 10g，茯苓 15g，怀山药 30g，海螵蛸 30g，清甘草 5g，鸡内金 20g。共 7 剂，日 1 剂，水煎至 300mL，每次 150mL，分 2 次温服。

2013 年 12 月 6 日二诊：感冒较前好转，头痛已瘥，胃部症状均改善明显，诉两足跟腱酸痛。舌质暗淡，苔薄白，脉细。治拟原法出入：上方去女贞子，加威灵仙 30g，再进 7 剂，煎服法同前。

2013 年 12 月 27 日三诊：感冒已瘥，余症有减未净，夜间烘热汗出，手足心为甚，影响睡眠，舌质暗淡，苔薄白，脉细。治拟原法出入：上方去荆芥、怀山药，加生龙骨、生牡蛎各 30g，炙龟甲 24g，再进 7 剂，煎服法同前。

2014 年 1 月 3 日四诊：诸症皆瘥，上方继服 7 剂，巩固疗效。

按语：《医碥》云："饮食入胃，脾为运行其精英之气，虽曰周布诸脏，实先上输于肺，肺先受其益，是为脾土生肺金，肺受脾之益，则气愈旺，化水下降，泽及百体"，说明生理上脾与肺母子相生，共同维持气机升降出入，输布全身津液。《神经通考》云："若脾气虚冷，不能相生，则肺不足而易感风邪，故患肺病恶寒者，多由脾虚得之。"阐述了病理上脾与肺相互影响，母病及子，脾胃虚弱则致肺气不足，进而肺脾同病。《千金要方》中曰"凡脾劳病者，补肺气以益之，肺旺则感于脾"，故治疗上应采用肺脾同调的治疗原则，理肺时不忘补脾，补脾时还须理肺。

此案患者直肠癌术后，脾气亏虚，母病及子，且肺与大肠相表里，表里经相影响，致肺气亦虚。卫气生于水谷，源于脾胃，发于上焦。肺脾气虚，故卫虚腠理不密，易为风邪所袭，故时感恶风而易于感冒。柯琴曰："邪之所凑，其气必虚。故治风者，不患无以驱之，而患无以御之。"故应标本兼治，托里固表，重在固本，兼则驱邪。方中以玉屏风散为君，黄芪甘温，内可大补脾肺之气，外可固表止汗；白术健脾益气，助黄芪以加强益气固表之力。两药合用，使气旺表实，外邪难以内侵。防风走表而散风御邪，为风中润剂，祛风不伤正，黄芪得防风，固表而不留邪，加少量荆芥以加强散风驱邪之力。女贞子除了补益肝肾，亦可平补肺气。叶天士于《本草经解》云："女贞子气平，禀天秋收之金气，入手太阴肺经……女贞气平益肺。"茯苓、陈皮、怀山药、鸡内金健脾助运。查患者面色不华，舌质暗淡，可见其久病气血亏虚，兼有血瘀，故当归活血补血，鸡内金亦可消积化瘀，张锡纯于《医学衷中参西录》中论述："鸡内金：鸡之脾胃也……中有瓷、石、铜、铁皆能消化，其善化瘀积可知。"故鸡内金可助当归化瘀消积。患者时有反酸，予海螵蛸制酸。二诊时效不更方，因跟腱酸痛，加以威灵仙通络止痛。三诊时上症皆瘥，外感已除，中病即止，故去荆芥，夜间五心烦热盗汗，是以肾阴不足、心肾不交，加炙龟甲滋阴潜阳、补心养血，龙骨、牡蛎重镇安神敛汗。

案例 3

王某，男，29 岁。2014 年 5 月 31 日初诊。

主诉：胃脘部不适 1 年，加重 1 个月。

患者 1 年前因过食出现胃脘部不适，食后似堵不下，嗳气频频，数小时后才可缓解，曾于我院行胃镜检查提示慢性浅表性胃炎；病理切片示黏膜慢性炎症，Hp（－）。另伴畏寒怕冷、易疲劳、四肢乏力、大便易溏，尤其受凉或进食生冷之后明显，小便尚调，夜寐尚安。体型偏胖，少气懒言，舌淡胖，苔薄白，脉细。

中医诊断：胃痞。

辨证：脾阳虚。

治法：温中健脾，理气化湿。

方药：党参 20g，炒白术 20g，茯苓 15g，怀山药 30g，姜半夏 10g，青皮 10g，陈皮 10g，木香 10g，炮姜 10g，鸡内金 30g，炒山楂 30g，清甘草 5g。共 7 剂，日 1 剂，水煎至 300mL，每次 150mL，分 2 次温服。并嘱其加强锻炼，饮食均衡。

2014 年 6 月 7 日二诊：上症明显好转，偶有口淡少味，舌淡胖，苔薄白，脉细。治拟原法：上方茯苓用 20g，再进 7 剂。

后续随访，患者上方服用 3 月后，上述症状均已不明显。

按语：《临证指南医案·脾胃》云："太阴湿土，得阳始运。"阳气是人体立命之本，为所有生命活动提供了原动力。一旦阳气不足，则火不生土，脾土失于温运，阴寒内生，最终可致命门火衰。此案患者病程较短，以脾阳虚为主，病尚未及肾。主要治则应为温中健脾。现代研究显示，温阳药物可帮助患者改善微循环，同时促进胃肠道消化酶的分泌，达到消痞助运的效果。《素问·厥论》云："脾主为胃行其津液者也。"脾为生痰之源，若脾阳不振水液运化失常，则多见痰饮内停之证，治法当遵仲景"病痰饮者，当以温药和之"。

该患者素体脾虚，体内痰湿偏盛，痰湿困脾，更伤脾阳。中气虚寒，胃土之气上逆，故觉食堵不下，脾土之气下陷，而作便溏；脾阳不足，阴寒内生，不能温暖四肢，故怕冷；洪老投以温中健脾之理中汤加减。方中炮姜燥湿温中，行郁降浊，补益火土，消纳饮食，暖脾胃而温手足，配伍降逆止呕、温化痰湿之半夏，调阴阳而定呕吐。党参甘温，补气健脾。脾为湿土，虚则易生湿浊，故用甘温苦燥之白术健脾燥湿。青陈皮与木香合用，加强理气燥湿之功。山楂搭配鸡内金消食化积。二诊时症状均已减轻，加大茯苓量以增健脾渗湿之功效。经 3 个月的治疗后，效如桴鼓。

案例 4

王某，女，61 岁。2014 年 5 月 24 日初诊。

主诉：胃脘部胀闷不适 2 个月，加重半月。

患者于 2 个月前因"胃脘部胀闷不适"于我院消化内科就诊，曾服用"奥美拉唑肠溶胶囊、莫沙必利片"，效果不佳。后行胃镜示慢性浅表性胃炎伴糜烂、胃底息肉，行息肉切除术；病理示增生性息肉，幽门螺杆菌阴性。患者半月来觉胃胀不舒较前加重，食后明显，不知饥饿，纳少，易感身重疲乏，少气懒言，晨起口苦、恶心，二便正常，舌淡，苔白根腻，脉细弦。

中医诊断：胃痞。

辨证：脾气亏虚，痰湿内阻证。

治法：健脾益气，燥湿化痰。

方药：党参 15g，苍术 15g，炒白术 15g，川朴 10g，陈皮 10g，茯苓 15g，制半夏 10g，炒黄芩 10g，鸡内金 20g，青皮 10g，生薏苡仁 30g，神曲 30g，木香 10g，清甘草 5g。共 7 剂，每日 1 剂，水煎至 300mL，每次 150mL，分 2 次温服。

2014 年 5 月 30 日二诊：近日脘胀有减，已有饥饿感，进食较前增多，口苦有减，舌淡，苔白根较厚，脉细弦。治拟原法：上方苍术用 20g，去木香，加砂仁粉 3g（冲服），再进 7 剂，煎服法同前。

2014年6月7日三诊：胃脘胀闷感有减未净，晨起口苦不明显，舌淡，苔白根较厚，脉细弦。治拟原法：上方去半夏，加竹茹10g，鸡内金改30g，再进7剂，煎服法同前。后因患者返乡，转方服用，服药2月后，上症均瘥。

按语：《血证论》云："身体沉重、倦怠嗜卧者，乃脾经有湿。"脾为太阴湿土，居中州而主运化，性喜燥恶湿，湿邪滞于中焦，则脾运不健，且气机受阻，故见脘胀不适、不思饮食、口淡无味；胃失和降，上逆而为恶心、口苦、嗳气、吞酸；湿为阴邪，其性重着黏腻，故为肢体沉重、倦惰嗜卧。无论是内湿还是外湿所致的痞满，均需用燥湿运脾之法。

此案患者因脾虚失运而致痰湿无法化解，郁于体内，反映在舌象上可见舌淡、苔根白腻，脉象可见细弦；反映在症状上，可见胃胀、纳少不知饥、口苦恶心、身重乏力、少气懒言。故洪老在健运脾胃的基础上加强行气燥湿，予六君子汤合平胃散加减。方中党参健脾益气，白术培脾阳，鸡内金、神曲健脾助运，中焦健运则痰湿易化，辅以燥湿化痰行气并行，予青陈皮行气燥湿、苍术健脾燥湿、薏苡仁、茯苓淡渗利湿，半夏温化痰湿，木香、厚朴行滞气。患者口苦恶心，可知其兼有热象，故予黄芩清化湿热。炙甘草健脾益气、调和诸药。脾胃枢机调利后，痰湿渐化，于是胃口渐增、胃胀渐缓，但苔根一直较厚腻，说明湿浊未净，此时加温通之砂仁行化湿行气、醒脾和胃之功，后期恶心感未除，故加竹茹清热止呕。

案例5

张某，女，51岁。2015年10月9日初诊。

主诉：贲门失弛缓症术后伴胃脘胀闷2个月余。

患者 2 个月前因反酸、烧心加重伴体重下降于外院就诊，诊断为"贲门失弛缓症"，后行手术治疗。术后恢复可，但郁郁寡欢，胃不知饥，无进食欲望，纳少，食不知味，且餐后胃脘部胀满不适，嗳气频频，偶有隐痛，数小时后才可缓解，大便量少，质偏干，小便尚调，舌淡，苔薄白，脉细弦。

中医诊断：胃痞。

辨证：肝郁气滞。

治法：疏肝理气，和胃助运。

方药：柴胡 6g，炒白芍 10g，炒枳壳 10g，姜半夏 10g，茯苓 15g，青皮 10g，陈皮 10g，苏梗 15g，鸡内金 20g，佛手 10g，炒谷芽 30g，炒麦芽 30g，清甘草 5g。共 7 剂，日 1 剂，水煎至 300mL，每次 150mL，分 2 次温服。

2015 年 10 月 16 日二诊：药后诸症皆减，纳仍欠佳，近日因家中变故心情欠畅，心中懊恼难眠，舌脉同前。治拟原法：上方加炒山栀 6g，淡豆豉 10g，再进 7 剂。后一直于当地转方，3 月后随访，诸症皆瘥。

按语：《血证论·脏腑病机论》云："木之性主于疏泄，食气入胃，全赖肝木之气以疏泄之，而水谷乃化。"叶天士在《临证指南医案》中指出"肝为起病之源，胃为传病之所"。肝主疏泄，性喜条达，若情志不遂，木失条达，则致肝气郁结；经气不利，木郁克土，脾胃之气不能升降，可见胸胁、脘腹胀满、疼痛、嗳气等症；脉弦为肝郁不舒之征。遵《黄帝内经》"木郁达之"之旨，应治以疏肝理气之法。

本案患者术后郁郁寡欢，致肝气郁结，木郁土壅，脾胃为气机升降之枢，脾胃升降失常，运化失司，则见脘胀、脘痛、嗳气、纳差；腑气不通，故大便质干量少。洪老从肝论治，以舒达肝气为本，拟柴胡疏肝散加减，方中柴胡苦平，疏肝解郁，且能助脾气之升；佛手、苏梗、青陈皮助柴胡舒达肝气；白芍酸苦微寒，柔肝缓急，且能解半夏之热；白芍、甘草酸甘化阴，补肝体而助肝用，肝阴和则肝柔；炒枳壳理气之余，条达腑气，使大便得畅。除了柴胡、白芍、甘草疏肝柔肝之外，另加用炒枳壳、佛手、青陈皮、苏梗加强理气宽胸之功效，使情志调达，"郁解而肝气自平，何至克土"。谷麦芽既能消食和中，又能疏肝，鸡内金善化积滞，诸药同用，以达疏肝和胃助运之功效。诸药相伍，标本兼顾，使肝气调达，中焦气机升降畅达，脾胃运化复常。二诊患者因遭遇变故，心情烦闷，影响睡眠，有肝郁化热之象。《伤寒论》云："虚烦不得眠，若剧者，必反复颠倒，心中懊侬，栀子豉汤主之。"《医宗金鉴》云："盖栀子气味轻越，合以香豉能化浊为清，但使涌去客邪，则气升液化，而郁闷得舒矣。"洪老于原方加入"栀子豉汤"泄热除烦、宣发郁热，效如桴鼓。

案例 6

张某，女，62 岁。2014 年 9 月 6 日初诊。

主诉：肺癌术后伴反复上腹部不适 4 个月。

患者 4 个月前发现肺癌，于外院行"肺癌手术"后即出现脘腹不适，乏力懒言，餐后饱胀感、多嗳气，纳少，大便次数多，一天 2～3 次，色黄不成形。外院查胃肠镜示胆汁反流性胃炎伴糜烂；结肠多发息肉，慢性结肠炎。胃镜病理切片提示中重度肠化生。患者经外院息肉切除等治疗后现大便正常，脘腹胀满仍著，胃纳一般。患者有"胃下垂"病史，其形体瘦削，面色偏暗，舌质暗淡，舌苔白腻，脉细弦。

中医诊断：胃痞。

辨证：脾虚气陷。

治法：益气升提，健脾化湿。

方药：党参15g，黄芪15g，苍术、白术各15g，厚朴10g，陈皮10g，制半夏10g，炒枳壳15g，薏苡仁30g，鸡内金15g，当归12g，海螵蛸30g，清甘草5g，共7剂，日1剂，水煎至300mL，每次150mL，分2次温服。

2014年9月27日复诊：诉脘腹胀满仍存，时有肠鸣，大便每日1～2次，时溏，苔白腻，舌暗淡，脉细弦。上方去厚朴、当归，加茯苓15g，丹参12g，藤梨根30g，蛇莓15g。共7剂。

2014年10月4日三诊：脘腹胀满较前缓解，大便日一行，质软，肠鸣时有，上法出入。上方去炒枳壳，加木香9g。服用2月后，诉诸症皆瘥，面色渐红，体型渐润。

按语：西医学认为，胃的正常位置需要膈肌、韧带等支持，与胃内压、张力也相关。当以上因素出现异常时，胃的位置降低，站立时胃下缘下降至盆腔，胃小弯角切迹低于髂嵴连线水平时，便出现了胃下垂。其症常见腹胀、嗳气、恶心、呕吐等。《灵枢·本脏》云："脾应肉，肉䐃坚大者胃厚，肉䐃么者胃薄。肉䐃小而么者胃不坚，肉䐃不称身者胃下，胃下者，下管约不利。肉䐃不坚者，胃缓。"胃下久者必胃缓。胃下垂后，胃体延长，胃腑腐熟水谷力量不足，蠕动减弱，胃内容物潴留，又因重力作用进一步加重胃下垂。胃下垂的形成多因饮食、劳倦等长期存在，日久中气虚损，约束不利，肌肉弛缓，胃腑升举无力。中虚气滞渐贯始终：体虚则中气不足，脾胃摄纳无力，运化失职，肌肉承水谷精微无由，故患者多出现形体消瘦、精神倦怠等；脾胃升降痞阻，清气下陷，浊气上逆，多出现脘腹胀满、不思饮食等。洪老在此病的治疗中以补中益气，升阳举陷为主则，兼则通降相伍，消积导滞。

　　此案患者肺癌术后，术后正气亏虚，有"胃下垂"病史，日久中气下陷，清浊升降失调，故见脘腹作胀，食入尤甚，便次增多，少气乏力等。遵补中益气，升阳举陷主则，予补中益气汤加减，该方为李东垣基于"脾气虚弱，清阳下陷，阴火上乘"之理论，并遵《黄帝内经》"劳者温之，损者温之"之治法所创立。方中用黄芪为君药，以其甘温质薄入肺、脾两经，脾旺则正气自充；白术、甘草补气健脾；党参气血双补；当归养血和营；脾不健运，湿浊化生，故予苍术、陈皮、薏苡仁之属健脾化湿。脾胃运化失常，可兼有湿热、痰浊产生。胃下气虚乃言其常，胃下气滞则言其变。故遵通降相伍，消积导滞之则，予鸡内金化积消滞，半夏化痰浊、降逆和胃。炒枳壳，厚朴行气导滞。另予海螵蛸中和胃酸，缓解糜烂。当归有润肠通便作用，患者不耐受，故复诊时易丹参，厚朴味厚下行力量较强，二诊时出现便溏，故去之，加茯苓健脾渗湿。患者有肿瘤病史，胃镜病理亦提示中重度肠化生，故于方中加入藤梨根、蛇莓等清热解毒抗肿瘤之药物。三诊时患者脘胀已改善，肠鸣时有，去炒枳壳，改木香行气调中。

第七节　胃脘痛

案例 1

王某，男，41 岁。2014 年 3 月 8 日初诊。

主诉：上腹部隐痛 1 个月。

患者平素饮食不规律，喜饮酒，近期应酬频繁，1 个月前出现胃脘部隐痛不适，多于夜间发生，进食后胃脘胀闷不适，大便易溏，晨起口苦口臭，偶有恶心感。外院查胃镜示十二指肠溃疡。胃镜病理提示幽门螺杆菌阳性。患者于当地医院行抑酸护胃等治疗后脘痛好转，后予阿莫西林、克拉霉素、兰索拉唑、胶体果胶铋四联疗法根除幽门螺杆菌，服药 5 天后因胃部胀满不适加剧而停药。舌质偏红，苔根白腻，脉细弦。

中医诊断：胃疡。

辨证：脾虚湿热。

治法：健脾化湿，清热解毒。

方药：太子参 15g，炒白术 15g，茯苓 20g，陈皮 10g，生薏苡仁 30g，制半夏 10g，炒黄芩 15g，怀山药 30g，木香 10g，白芍 10g，黄连 6g，淡竹茹 10g，清甘草 5g。共 7 剂，日 1 剂，水煎至 300mL，每次 150mL，分 2 次温服。

2014 年 3 月 15 日二诊：服药后脘胀有减，大便渐干，口臭口苦有减，恶心感渐除，舌脉同前。治拟原法：上方去半夏、薏苡仁，加海螵蛸 30g，浙贝母 9g。共 7 剂。

2014 年 3 月 22 日三诊：脘胀已瘥，大便每日 1 次，成形，夜间偶有反酸，舌略红，苔白，脉细弦，治拟原法：上方去浙贝母，加煅瓦楞子 30g。共 7 剂。

服药 2 月后，上症皆瘥，后复查胃镜示慢性浅表性胃炎伴糜烂；^{14}C 呼气试验示幽门螺杆菌阴性。

按语：消化性溃疡是消化系统常见病之一，指胃肠道黏膜被自身消化而形成的溃疡，主要发生在胃和十二指肠，与现代人饮食不节、作息紊乱、焦虑紧张等因素有关，主要表现为慢性、周期性、节律性的中上腹痛。现代研究显示，幽门螺杆菌（Helicobacter pylori，Hp）感染也是消化性溃疡好发的高危因素，但四联杀菌副作用大、耐药率高。中医学将胃溃疡称为"胃疡"，根据其症状可归属于"胃脘痛""痞满""嘈杂"等范畴。《脾胃论·脾胃胜衰论》中云："胃中元气盛，则能食而不伤，过时而不饥。脾胃俱旺，则能食而肥；脾胃俱虚，则不能食而瘦……脾实而邪气盛。"胃中元气盛，脾胃之气健，脾胃不易被饮食所伤；反之，脾虚胃弱，饮食失节，脾胃之疾由此而生。《素问·痹论》云："饮食自倍，肠胃乃伤。"洪老认为，胃者，五脏六腑之海也，水谷皆入于胃，若脾胃素虚，适逢饮食不节，寒温失调，饮食伤胃，膏粱厚味壅滞不行，湿热火毒内生，瘀阻胃膜，血蒸肉腐形成糜烂、溃疡，内生"疮疡"应运而生。因此，本在虚，标在实，"脾胃虚弱、邪实伤中"成为现代"胃疡"的基本病机。在洪老看来，Hp 感染的基础亦为"正气不足"，尤其对脾胃虚弱者，Hp 为外邪入侵，可将其归为"湿热"，因其具有较强的传染性，也可将其归属于"毒"的范畴，如此更伤脾胃，以致运化失司、气机不畅，从而出现更复杂的病机，正气不足以抵邪外出，邪气流连，病情难愈。故治疗应遵循"扶正与祛邪并重"的治疗原则。

此案患者平素喜饮酒、饮食不规律，近期饮食不节，故脾胃之气受损，膏粱厚味增其体内湿热，中焦枢纽之气斡旋不及，故出现脘胀、便溏、口苦口臭、恶心等症。气机不通，不通则痛，故胃脘隐痛。洪老审其脾虚未健、邪毒未除，遵扶正与祛邪并重的原则，治以健脾化湿、清热解毒。故方用以六君子汤打底，以益气健脾、燥湿化痰。薏苡仁加强淡渗利湿之效，恐党参助热，故用性平和之太子参代替。炒黄芩、黄连清热燥湿，且两药在诸多研究中均被证实有很好的根除幽门螺杆菌的作用。湿热之邪耗伤胃阴，白芍、甘草酸甘化阴，缓急止痛。淡竹茹清热止呕，木香行气，以助湿化。后期去温燥之半夏，加入乌贝散制酸抑疡。因浙贝母性苦寒，致大便变溏，故去之，易煅瓦楞子。

案例 2

吴某，女，34 岁。2015 年 4 月 26 日初诊。

主诉：左上腹隐痛 1 个月余。

患者平素脾气急躁，1 个月前因与他人发生口角，心情抑郁难舒，此后左上腹始发隐痛，嗳气频频，伴口苦、反酸、胸骨后时有烧灼感，服用"奥美拉唑"等药物后效果不佳。后于我院查胃镜提示反流性食管炎（LA-B）、胆汁反流性胃炎伴糜烂。胃镜病理示中度肠化生。结肠镜检查示未见异常。胃纳尚可，大便偏软，每日 1 次，苔白，舌质偏红，脉弦。

中医诊断：胃脘痛。

辨证：胆胃郁热，肝胃不和证。

治法：疏肝清胆和胃。

方药：柴胡 10g，炒白芍 15g，炒枳壳 10g，制半夏 10g，炒黄芩 10g，陈皮 10g，木香 10g，海螵蛸 30g，郁金 12g，山药 30g，佛手 10g，淡竹茹 20g，清甘草 5g。共 7 剂，每日 1 剂，水煎至 300mL，每次 150mL，分 2 次温服。

2015 年 5 月 3 日二诊：本周脘痛未作，嗳气、口苦反酸均减少，舌脉同前，原方再进 7 剂。

2015 年 5 月 17 日复诊，脘痛已瘥，但感食后作胀，嗳气不多，自觉心情舒畅，大便偏干欠调，舌略红，苔薄白，脉细弦。原方去山药、佛手、制半夏，加鸡内金 20g，生白术 30g。共 7 剂。2 月后随访，诸症皆瘥。1 年后复查胃镜：慢性浅表性胃炎。

按语：胆汁反流性胃炎属中医学"胃脘痛""呕胆""反酸"等范畴。中医学认为胆汁的由来为"肝之余气、溢入于胆、聚而成精、形成胆汁"。胆属六腑，传而不藏，胆汁下输于肠，以助小肠受盛运化食物生成水谷精微。胃属六腑，主受纳、腐熟水谷，上口为贲门，下口为幽门，下口亦为小肠上口。胆胃同属六腑，以通为用，以降为和，同位于中焦，中焦乃气机斡旋之枢纽，气机升降与胆胃功能密切相关。而肝胆主疏泄、脾胃主升清降浊，其在调畅气机、促进运化等方面发挥着重要作用。洪老认为该病由于情志失调损伤肝气，使其疏泄失常，肝气侮脾乘胃，肝气逆动，引动相火，胆夹肝势，胆汁藏泄失度，随小肠上口溢于胃，症见胃痛、胃内灼热、口苦呕逆，胃热移胆，少阳生气之火变为食气之壮火，故本病基本病机为胆胃郁热、肝胃不和，治宜疏肝清胆和胃。

方中柴胡为君药，用以疏肝利胆、和解少阳、条达肝气，黄芩清热燥湿，能清泄气分之热，陈皮、枳壳、佛手、木香合用以理气宽中、行气消胀，郁金、淡竹茹、半夏合用以行气解郁、疏肝利胆、降逆止呕，白芍、甘草酸甘化阴，缓急止痛，共助肝气条达，郁热伤阴耗气，予山药健脾益阴，海螵蛸中和胃酸，促进黏膜修复。后因患者食后作胀、大便难，改大剂量生白术健脾通便，鸡内金化解积滞。积滞消，肝气达，脾气健，则病症消，身体归于平和矣。

案例 3

李某，女，48 岁。2014 年 10 月 24 日初诊。

主诉：胃脘隐痛不舒半月。

半月前自觉胃脘隐痛，痛无定时，每于情绪紧张时加重，有"慢性咽喉炎"病史，平时咽喉间似有物梗阻，咳嗽数声后始觉舒爽，饮食无碍，无恶心呕吐，伴见心情抑郁，不思言语，思虑过度，睡眠不佳。舌淡红，苔薄白，脉弦滑。外院查胃镜示慢性浅表性胃炎，胃体黏膜下隆起性病变（考虑间质瘤）。

中医诊断：胃脘痛。

辨证：气郁痰结。

治法：顺气化痰，解郁散结。

方药：柴胡 10g，炒白芍 12g，炒枳壳 10g，姜半夏 10g，茯苓 15g，厚朴 10g，陈皮 10g，制香附 10g，玫瑰花 10g，鸡内金 20g，郁金 12g，合欢皮 20g，清甘草 5g。共 7 剂，每日 1 剂，水煎至 300mL，每次 150mL，分 2 次温服。

2014 年 11 月 1 日复诊：药后脘症明显好转，喉间似有物梗偶作，睡眠仍差，舌脉同前。治拟原法出入：原方茯苓改用 20g，合欢皮改用 30g，加首乌藤 15g，继服 7 剂，诸症瘥。2 月后随访，上症皆未再发作。

按语：《类经》云："喉为肺系，所以受气，故上通于天；

咽为胃系，所以受水谷，故下通于地。"咽乃胃气之通道，与胃气的升降有密切的关系，故治疗咽部的病症需考虑与胃有关。《金匮要略·妇人杂病脉证并治》篇第 5 条云："妇人咽中如有炙脔，半夏厚朴汤主之。"《千金要方》亦云："胸满，心下坚，咽中怗怗，如有炙肉，吐之不出，吞之不下。半夏厚朴汤方。"故"咽中如有炙脔"实际上可看作为"胸中痛，气上冲胸""胸满，心下坚"时出现的咽部不适症状。故其病机实为"胃气上犯中上二焦，气郁而致痰凝"。本案患者既往有"慢性咽喉炎"，症见咽喉似有物梗阻，咳后始觉舒爽，该病可归属于中医学的"梅核气"。该病名始见于明代孙一奎的《赤水玄珠》曰："梅核气者，喉中介介如梗状，又曰痰结块在喉间，吐之不出，咽之不下是也。"《古今医鉴·梅核气》亦云："梅核气者，窒碍于咽喉之间，咯之不出，咽之不下，有如梅核之状是也。始因喜怒太过，积热蕴隆，乃成厉痰郁结，致斯疾耳。"故该病多因情志不舒、气郁痰结、痰气交阻而成，治疗以顺气化痰、解郁散结为法。洪老拟半夏厚朴汤合柴胡疏肝散，方中柴胡疏肝解郁，香附疏肝理气止痛，陈皮、枳壳理气行滞，芍药、甘草养血柔肝、缓急止痛，郁金行气解郁清心，玫瑰花、合欢皮疏肝解郁安神，半夏降逆和胃、化痰散结，厚朴下气除满，茯苓健脾渗湿，均助半夏化痰，鸡内金消积化滞。因患者服药后睡眠未见好转，加大合欢皮剂量，加用首乌藤养心安神，终疗效满意。

第八节 腹痛

案例1

王某，女，57岁。2013年10月22日初诊。

主诉：反复脐周痛2年。

患者诉两年来反复脐周疼痛，痛时犹如针刺，便后得缓，大便2～3天一行，偏硬，伴餐后上中腹饱胀不舒，晨起口臭，胃纳正常，无恶心呕吐等不适。既往有2次剖宫产术史。外院行胃肠镜、全腹增强CT、胶囊内镜均未发现异常，予西药对症治疗后未显效。面色偏暗，舌暗红苔黄腻，脉细弦。

中医诊断：腹痛。

辨证：气滞血瘀，湿热夹杂。

治法：行气消瘀，清热化湿。

方药：炒白芍30g，甘草6g，木香10g，槟榔15g，半夏9g，炒黄芩10g，青皮10g，杏仁10g，藿香20g，厚朴10g，苍术15g，莪术10g。共7剂，日1剂，水煎至300mL，每次150mL，分2次温服。

2013年11月5日二诊：腹痛大减，停药后仅痛1次。舌暗红苔黄，脉细弦。其间发头痛眼胀，社区医院查血压150/100mmHg，诊断为"高血压病伴眼底出血"。社区医院嘱服波依定（5mg，每日一次）控制血压。就诊时原方去藿香、莪术，加白茅根 20g，生龙骨 30g，仙鹤草 30g。共 7 剂。

2013 年 11 月 12 日三诊：腹痛未发，血压控制良好，复查眼底出血已吸收。诉自汗频频，动辄汗出，偶有四肢乏力，上方去白茅根、龙骨、仙鹤草、槟榔、半夏、炒黄芩，加黄芪 20g，炒白术 10g，山药 30g，防风 6g，共 14 剂。

2013 年 12 月 1 日四诊：诸证已愈，腹痛、自汗、头痛等均未发生。

按语：腹痛是以胃脘以下、耻骨毛际以上部位发生疼痛为主要表现的一种病证，属中医学"脐腹痛""小腹痛""少腹痛"等范畴。《素问·举痛论》云："寒气客于肠胃之间，膜原之下，血不得散，小络引急，故痛……热气留于小肠，肠中痛，瘅热焦渴，则坚干不得出，故痛而闭不通矣"，说明腹痛病位在脾胃大小肠等脏腑，可由多种原因导致脏腑气机不利、经脉气血阻滞、脏腑经络失养。

叶天士《临证指南医案》中提出"经主气，络主血"，并提出"久病入络，痼病必瘀"的概念。《血证论·瘀血》云："瘀血……在中焦，则腹痛、胁痛、腰脐间刺痛；在下焦，则季胁、少腹胀满刺痛，大便黑色。"本案患者病程达 2 年之久，既往有腹部手术史，腹痛呈针刺样，舌暗红，脉细弦，面色暗，可见其主要病机在于瘀阻脉络，不通则痛。《血证论·阴阳水火血气论》云："运血者，即是气。"《医学真传·腹痛》谓："夫通则不痛，理也。但通之之法，各有不同，调气以和血，调血以和气通也。"故治疗应遵守气血同调之原则。本案在于瘀阻脉络，影响气机运行，气行不畅反而加重血行不利，且影响脾气健运，湿气内生，日久化热，故见口臭、上腹部饱胀不适、苔黄腻等湿热之象。洪老治以行气消瘀解决根本矛盾，兼则清热化湿。予青皮疏肝破气、散结消滞，木香顺气止痛、厚朴、槟榔行气消积、莪术行气破血止痛助之，苍术健脾燥湿、黄芩清热燥湿、藿香芳香化湿、半夏消痞化痰共化湿浊，重用炒白芍缓急止痛，杏仁开宣肺气、润肠通便，黄元御于《长沙药解》中论述："杏仁味甘苦，入手太阴肺经。降冲逆而开痹塞……兼通经络。"二诊时患者高血压并发眼底出血，病机为肝阳上亢，除用西药控制血压外，中药予龙骨平肝潜阳，白茅根凉血止血，仙鹤草收敛止血。三诊时血压控制，腹痛未发，出现自汗频频，此时实已除大半，虚显露，应扶正兼驱邪，故加玉屏风散固表止汗，扶助正气。

案例 2

郑某，女，42 岁。2013 年 11 月 9 日初诊。

主诉：上腹部疼痛 1 个月余。

患者 1 个月前因进食火锅出现上腹部剧烈疼痛，胀痛为主，伴腹胀不适、纳差、恶心呕吐，呕吐物为胃内容物，无呕血黑便等症，体温 38.3℃，于外院就诊，行腹部 CT 诊断为"急性胰腺炎"，住院后经抗感染补液等对症治疗后出院。刻下腹部隐痛存，饥饿时较明显，餐后伴脘腹胀满不适，无恶心呕吐，大便 2～3 日一行，干结难解，需开塞露辅助排便，尿色偏黄。复查血淀粉酶仍高，生化提示血清胆红素升高，复查腹部 CT 显示胰周渗出已较前减少，查胃镜示糜烂性胃炎、十二指肠溃疡。身目轻度黄染，舌质红，苔黄腻，脉弦滑。

中医诊断：腹痛。

辨证：肝胆湿热。

治法：疏肝利胆，清热化湿。

方药：柴胡 10g，赤芍 12g，枳实 10g，虎杖 30g，黄芩 15g，木香 10g，蒲公英 30g，煅瓦楞 30g，生大黄 10g，半夏

10g，陈皮 10g，炒甘草 5g。共 7 剂，日 1 剂，水煎至 300mL，每次 150mL，分 2 次温服。

2013 年 11 月 16 日复诊：诉腹部不适好转，大便转畅，偶溏薄，舌偏红，苔黄腻，脉弦。上方去生军，加香附 10g。共 7 剂。

上方服用 1 个月余后，患者复查淀粉酶、总胆红素已降至正常，腹部不适诸症已消，二便正常，胃纳调。

按语：《难经正义·四十二难》中记载："胰，附脾之物，形长方……横贴胃后……能消化食物。"与西医学胰腺的解剖相符。中医学根据急性胰腺炎的主要临床表现将本病列为"胰瘅""脾心痛""黄疸""腹痛"等范畴。该病与脾胃、肝胆、大肠关系密切，常因饮食不节、喜食肥甘导致内生湿热，肝失疏泄，胆汁不循常道，外溢肌肤，下注膀胱，而为黄疸，抑或形成胆石阻塞胆道，气机不利，腑气不通，不通则痛。

本案患者经西医治疗后仍有腹部隐痛，伴脘腹胀满不适、身黄尿黄、大便不通，舌红，苔黄腻，脉弦，可见湿热未去、气机未调，故洪老治以疏肝利胆、清热化湿、通调腑气。方药采用大柴胡汤加减，方中黄芩、柴胡解少阳之热邪，枳实、大黄行气消积、泻阳明之热，赤芍、木香行气活血、通络止痛，陈皮理气燥湿消胀，半夏降逆消痞化痰，虎杖、蒲公英清热解毒、利湿退黄，煅瓦楞子制酸止痛、化痰消瘀，甘草调和诸药，缓急止痛。现代药理学研究表明，柴胡、枳实、木香能促使小肠的蠕动，增加胃排空能力；生大黄对胰酶具有明显的抑制作用，阻止胰酶对胰腺的自身消化，改善胰腺的循环，其所含的番泻苷可促进肠蠕动，加速胃肠排空，促进体内毒素排泄。二诊中因患者大便溏薄故去大黄，加香附加强疏肝理气之力。服用中药 1 个月后，患者各项生化指标已正常，诸症皆瘥。

第九节 便秘

案例 1

谢某，男，6 岁。2013 年 11 月 9 日初诊。

主诉：便秘 3 个月。

患者家长诉病儿喜食煎炸食物，3 个月前出现便秘，大便
1 周 1 次，质干结，偶有脘腹胀满，伴口干、口臭，长期使用
"开塞露"帮助排便。刻见：面红身热，腹部灼热，口渴喜冷
饮，排便困难，粪如羊屎，甚时需要家长手抠方能排出大便，
另伴腹胀、嗳气、较为烦躁，无腹痛，无恶心、呕吐，无发热、
恶寒，无咳嗽、咽痛，胃纳一般，夜寐欠安，舌质偏红，苔白
厚腻中心微黄，脉滑。

中医诊断：便秘。

辨证：热滞胃肠，腑气不通。

治法：柔肝清热，润肠通便。

方药：麻子仁汤加减。炒白芍 10g，赤芍 6g，炒枳壳 6g，
生地黄 15g，青皮 6g，鸡内金 6g，竹茹 5g，连翘 5g，火麻仁
24g，厚朴 6g，莱菔子 15g，炒甘草 3g。共 7 剂，每日 1 剂，
水煎至 200mL，每次 100mL，分 2 次温服。同时，嘱注意饮
食，少食辛辣煎炸，适食蔬菜瓜果，并注意适量饮水，养成良
好排便习惯。

2013 年 11 月 16 日二诊：服药后，患者大便转畅，能每日一便，口臭仍存，口渴、嗳气缓解，胃纳欠佳，夜寐尚安，舌红苔腻，脉滑。拟守方以巩固疗效。

2013 年 11 月 25 日三诊：大便顺畅，粪质转软，口臭明显减轻，性情平和，稍感腹胀，原方加神曲 10g，山楂 10g，炒稻芽 15g。再进 7 剂。

此后又以上方加减，调治 1 个月，随访半年，便通纳香，诸症悉平。

按语：随着社会工作压力的增大，饮食结构的改变，便秘发生率逐渐升高，严重困扰着人们的生活。中医学认为，饮食入胃，经过脾胃运化，吸收其精微后，所剩糟粕由大肠传送而出。故脾胃运化和大肠传导功能正常与便秘密切相关。便秘可由多种原因引起，例如：素体阳盛，或饮酒过多、过食辛辣厚味，导致肠胃积热；或热病之后，耗津伤液，肠道失润；或情志影响，久坐少动，胃肠气机郁滞，通降失常；或气血亏虚，气虚肠道传送无力，血虚肠道失于濡泽；或阳气不足，阴寒内盛，凝滞肠胃、传导失常等。

本患饮食不节，素嗜煎炸炙煿，食积郁而化热，气机郁滞，故脘腹胀满；积热于胃肠，热伤津液，肠道津液枯燥，故口渴喜冷饮，大便干结；热积胃肠，腑气不通，浊气上熏，故嗳气、口干、口臭；面红身热，腹部灼热，烦躁，舌红，苔腻中心微黄脉滑，此乃热夹积滞之候。《金匮要略·五脏风寒积聚病脉证并治》云："趺阳脉浮而涩，浮则胃气强，涩则小便数，浮涩相搏，大便则坚，其脾为约，麻子丸主之。"脾阴不足，脾不能为其行津液而肠道失润；胃热气盛，胃津匮乏，膀胱为其所迫，则便干溲数，仲景创用麻子仁丸泄热润燥、缓通大便。

方中麻子仁、杏仁润燥滑肠；芍药敛阴和脾；大黄、枳实、厚朴泄热导滞、攻下通便；以蜜为丸，甘润缓下。现今临床常用于燥结、微癖、微满、腹不痛、饮食正常的习惯性便秘，以及痔疮、术后、热病后大便干结等证。本方攻下之寓有滋润之意，《温病条辨》之增液汤等也脱胎于此，以补药之体作泻药之用。洪老圆机活用，谨守"标本同治"的原则，寓泻于补，确立柔肝清热，润肠通便的基本治则，选用麻子仁丸中白芍柔肝养血、敛阴和脾，火麻仁质润多脂，生津通便；生地黄、赤芍滋阴清热；竹茹、连翘清热和中，《成方便读》谓"癖坚之处，必有伏阳，故以连翘之苦寒，散结而清热"；枳壳、厚朴、青皮理气通滞，调和脾胃；莱菔子、鸡内金消食导滞；后诊酌加神曲、山楂、炒谷芽消食健胃。胃肠积热一除，阴复津润，则腑气自通。合观全方，洪老始终虑及患儿之脾气胃阴，并未应用芒硝、大黄等攻下之剂，由此足见洪老辨证之细腻，用药之匠心。

案例 2

李某，女，60岁。2015年5月8日初诊。

主诉：便秘5年。

患者5年前出现便秘，排便费力，3～5日一行，间歇服用番泻叶、生大黄、芦荟胶囊等治疗，起初有效，渐至乏效，排便延长至7～10日一行，曾行肠镜检查未见明显异常。刻见：面色欠华，形体微胖，排便困难，有时虽有便意，需用力努挣，粪质软，腹部坠胀，伴神疲乏力，气短、自汗，舌淡胖嫩边有齿痕，苔薄白，脉弱。

中医诊断：便秘。

辨证：肺脾气虚。

治宜：益气健脾，行气助运。

方药：补中益气汤加减。生黄芪 30g，枳实 15g，生白术 30g，党参 20g，陈皮 10g，升麻 6g，炒麦芽 20g，柴胡 6g，当归 15g，炙甘草 6g。共 7 剂，每日 1 剂，水煎至 200mL，每次 100mL，分 2 次温服。

2015 年 5 月 15 日二诊：药后患者大便 2～3 日一行，腹胀、乏力、自汗诸症均有好转。上方加麻仁 30g，续服 7 天。

2015 年 5 月 22 日三诊：患者大便 1～2 日一行，排出顺畅，精神明显好转，再嘱原方续进。同时告知其多食蔬菜瓜果、适当运动。

1 月后患者自述诸症消失，随访半年未见复发。

按语：便秘常由脾胃运化及肠道功能失职引起。临床表现为或大便秘结不通，或排便时间延长，或虽有便意、却排便困难。临证当先分其虚实。实者多因胃肠燥热、津液耗伤，或情志影响、气机郁滞；虚者多因劳倦内伤、年老体衰、气血阴阳不足。《黄帝内经》云："饮入于胃，游溢精气，上输于脾，脾气散精，上归于肺……水精四布，五经并行。"肺脾气虚，不能输布水精，可致肠道津亏气弱，传导失常；肺主气，与大肠相表里，肺气清肃下行有助胃肠之气下行；脾主运化，脾气健运，清升浊降，则传导之腑才能通畅自如。患者便秘 5 年，时常应用生大黄、番泻叶、芦荟之类苦寒泄肠之剂，脾胃中气受损，升降失常，故便结之证日趋增重，甚时十余日一行。肺脾气虚，肠道蠕动传导乏力，浊邪不降，故排便困难，虽有便意，亦需用力努挣；脾失健运，气壅下腹，湿滞于内，故腹部坠胀、粪质偏软；水谷不化精微，气血化源不足，故面色欠华、神疲乏力；肺脾气虚，营卫失和，故上则气短，外则自汗；形体微胖，舌淡胖嫩边有齿痕，苔薄白，脉弱，亦为气虚脾弱之征象。

洪老追源求本，抓住气虚之主要病机，辨识本患属肺脾气虚、传导乏力之便秘，投以益气健脾、行气助运之法。方中生黄芪为培补脾肺之要药，重用黄芪可补气升清、固表止汗；党参、生白术健脾助运；其中生白术重用尚可滋益脾津。《本草求真》云："脾苦湿，急食苦以燥之；脾欲缓，急食甘以缓之《内经》。白术味苦而甘，既能燥湿实脾，复能缓脾生津……且其性最温，服则能以健食消谷，为脾脏补气第一要药也。"枳实、升麻、柴胡、陈皮行气消胀、升提中气，以复脾胃浊降清升之功能；当归、火麻仁养血益阴、润肠通便。肺脾气复，肠腑传导糟粕之职自得复正。

案例 3

张某，女，62 岁。2016 年 10 月 12 日初诊。

主诉：便秘 2 年余。

患者 2 年来大便 3～4 日一行，粪质干燥，排便费劲，伴腹胀、口渴，长期使用"开塞露"排便。刻见：形体消瘦，两颧红赤，大便干结如羊屎，伴口干、心烦，胃纳一般，夜寐欠安，舌红苔少，脉细数。

中医诊断：便秘。

辨证：阴津亏虚，肠失濡润。

治宜：滋阴增液，润肠通腑。

方药：增液承气汤加减。玄参 30g，生地黄 20g，麦冬 15g，枳实 15g，厚朴 20g，麻仁 30g，郁李仁 30g，当归 15g，生白芍 30g，女贞子 20g，旱莲草 15g，炙甘草 6g。共 7 剂，每日 1 剂，水煎至 200mL，每次 100mL，分 2 次温服。

2016 年 10 月 19 日二诊：患者大便欠畅，2～3 日一行，粪质变软，稍感腹胀，口干存，舌脉同前。上方加瓜蒌仁 30g，石斛 12g，续服 7 剂。

2016 年 10 月 26 日三诊：患者排便情况大有好转，2 日一行，粪质软，腹胀、口干基本缓解，胃纳可，夜寐安，舌淡红苔薄，脉细。

续以上方调理 2 个月余，诸症平复。

按语：便秘之因，复杂多端。燥热、气滞、气虚、血虚、阳虚，皆可为因。其治法常有清热润下、顺气导滞、益气润肠、养血润燥、温阳通便等。《黄帝内经》云："大肠者，传导之官，变化出焉。"本患阴亏肠燥，肠中津液不足，肠道失于濡润，故大便数日一行、粪质干燥如羊屎、排便费力；阴虚不充、津亏失濡，故形体消瘦、口干；阴亏阳亢，中生内热，上扰头面、心胸，故两颧红赤、心烦不寐；舌红苔少脉细数亦为阴虚浮热之明征。洪老认为，本患证属阴津亏虚、肠道失润，治当滋阴增液、润肠通腑，以《温病条辨》治热病津亏阴乏之增液汤为基础。增液汤主治"阳明温病，无上焦证，数日不大便，当下之。若其人阴素虚，不可行承气者"，症见"便秘、口渴、舌干、脉细数或沉而无力"。方中生地黄、玄参、麦冬滋阴生津、润肠清热；洪老酌加枳实、厚朴行气降气、除满消胀；麻仁、郁李仁富含油脂、滑肠通便；阴血、肾精、津液互生互根，互为补充，荣则俱荣，损则俱损，故洪老另用当归、生白芍养血益阴；女贞子、旱莲草养阴补肾。《临证指南医案》云："高年下焦阴弱，不得大便，治用五仁润燥以代通幽。"药用火麻仁、杏仁、松子仁、桃仁、郁李仁、柏子仁、当归、白芍、牛膝，其证即属肝肾不足、阴血亏虚、血枯津亏、不能下润大肠，临证可以借鉴治疗本证。此后洪老随证加入瓜蒌仁、石斛，也为增其益阴清热润肠之功效。药合病机，津复肠润，则便秘之症可愈。

案例 4

方某，男，70 岁。2014 年 11 月 8 日初诊。

主诉：便秘 2 年。

患者 2 年前出现便秘，大便艰涩，排出困难，3 ～ 5 日一行，间歇使用"润肠茶、开塞露"治疗，效果一般。刻见：面色欠华，排便困难，四肢不温，腹中冷痛，腰膝酸软，乏力，夜尿频多，胃纳一般，夜寐尚安，舌淡苔薄白，脉沉迟。

中医诊断：便秘。

辨证：脾肾阳虚，阴寒内结。

治宜：温补脾肾，散寒助运。

方药：济川煎加减。肉苁蓉 20g，怀牛膝 20g，当归 15g，锁阳 15g，麻仁 30g，升麻 10g，炒枳壳 10g，补骨脂 15g，益智仁 15g，炙甘草 6g。共 7 剂，每日 1 剂，水煎至 200mL，每次 100mL，分 2 次温服。

2014 年 11 月 15 日二诊：服药后患者大便 2 ～ 3 日 1 次，畏寒减轻，腰酸存。上方加熟地黄 20g，桃仁 10g，续服 1 周。

2014 年 11 月 22 日三诊：药后患者症状明显减轻，稍感腹胀，舌淡红苔薄白，脉弦。上方加莱菔子 20g。共 7 剂。

此后以上方加减调治 2 月，诸症悉平。

按语：《景岳全书·秘结》云："凡下焦阳虚，则阳气不行，阳气不行，则不能传送，而阴凝于下……此阳虚而阴结也。"肾司二便，素体虚弱，或年老体衰，阳气不足，温煦无权，寒凝肠胃，传导无力，津液不布，则成阳虚便秘之证。阳虚寒生，肠道传送乏力，故排便艰涩；阴寒内盛，气机凝滞故腹中冷痛；阳虚失煦，肾气亏虚，故四肢不温、腰膝酸软；肾与膀胱相表里，肾中阳气不足，下焦固摄无力，故夜尿频多；舌淡苔薄脉沉迟，均为阳虚内寒之征象。《医学心悟》云："阴结，宜用温药兼润燥之法。"洪老对此脾肾阳虚、阴寒内结之证，治以温补脾肾、散寒助运之剂，方用济川煎出入。方中肉苁蓉温肾益精、润燥滑肠；当归养血和血、辛润通便，牛膝补肾强腰，其性下降；枳壳宽肠下气；少加升麻以升清阳，使清升而浊降。张景岳称此方为"用通于补之剂"；另增锁阳、补骨脂、益智仁温肾散寒、固摄小便，麻仁润濡肠道。二诊加熟地黄大滋真阴、宣通肾气。脾肾之阳温煦，则阴寒自散，腑气得通。

第十节 泄泻

案例 1

刘某，男，29 岁。2013 年 5 月 17 日初诊。

主诉：大便不成形 2 年余。

患者 2 年前因为工作压力较大而出现大便不成形，色黄，每日排便 1～2 次，伴腹胀，无腹痛、恶心、呕吐，无黏液脓血便，无发热、恶寒。曾于外院检查，CA72-4：17.29U/mL；胃镜示慢性浅表性胃炎伴胆汁反流；肠镜示结肠黏膜散在糜烂。病理检查未见明显异常。服"美沙拉嗪颗粒" 3 个月后复查肠镜示结肠黏膜正常，直肠黏膜慢性炎。刻诊：面色欠华，情绪焦虑，每日粪便不成形，有时泻而不畅，伴腹胀，偶感反酸、口苦，胃纳一般，夜寐尚安，小便色黄，舌质红，苔薄黄，脉细稍弦。

中医诊断：泄泻。

辨证：肝气横逆，脾胃不和。

治法：疏肝理气，和胃健脾。

方药：四逆散加减。柴胡 6g，炒白芍 15g，炒枳壳 10g，怀山药 30g，陈皮 10g，炒黄芩 15g，炒木香 10g，川黄连 6g，清甘草 6g，淡吴茱萸 3g，炒白术 20g，半枝莲 30g，炒薏苡仁 30g。共 7 剂，水煎至 300mL，每次 150mL，分 2 次温服。

2013 年 5 月 22 日二诊：药后大便较前好转，有时成形，腹胀仍有，偶有反酸，无口苦，情绪尚平，纳寐可，舌脉同前。原法既效，守方有恒，予上方加鸡内金 30g。共 7 剂。

2013 年 5 月 29 日三诊：服用上方后，大便基本成形，日解 1 次，腹胀、反酸均明显减轻，续以原方 7 剂。

上方加减调理 1 月，患者症状悉平。随访 3 月未再复发。

按语：《张聿青医案》云："上则嗳噫，下则便泄，厥气不和，克制脾土。"《医家心法》云："凡是吞酸，尽属肝木曲直作酸也。"肝主疏泄，脾主运化，肝属木，脾属土。《素问·六微旨大论》云："亢则害，承乃制，制则生化。"木气太过，乘克于土，脾土虚衰，此乃母病及子之证。《医宗必读》提出"淡渗、升提、清凉、疏利、甘缓、酸收、燥脾、温肾、固涩"之治泻九法。其中疏利一法，用于肝气郁滞、痰凝气滞、食积、水饮停滞等引起的泄泻，效果颇佳。

四逆散为调和肝脾之名方，出自《伤寒论》少阴篇第 318 条："少阴病，四逆，其人或咳，或悸，或小便不利，或腹中痛，或泄利下重者，四逆散主之。"四逆散主要功用为疏达郁阳、理气消滞，适合肝郁气滞引起的一些病症，如胸胁胀痛、腹痛而下利不爽等。

本案患者工作压力较大，情绪焦虑，大便溏薄 2 年有余，伴腹胀、反酸、舌红苔薄黄、脉弦细，结合胃肠镜提示直肠黏膜慢性炎、胆汁反流性胃炎。此属中医"泄泻"范畴。肝主疏泄、性喜条达，肝气郁滞，横逆犯中，木郁土壅，脾失运化，湿滞于中，"湿胜则濡泄"，故腹胀、便溏不成形；泄而不畅为滞泄，乃气化失调所致；胃失和降，胃汁胆液上溢，故反酸、口苦；舌红，苔薄黄，脉弦细，亦为肝郁气滞、脾胃失和、热蕴湿滞之候。综合其脉症，洪老辨证为肝气横逆、脾胃不和，治当通因通用，选用四逆散加减治疗。方中柴胡、白芍、枳壳、甘草疏肝解郁、理气消胀以调和肝脾；木香、黄连、黄芩、淡吴茱萸清热燥湿、理气和胃，中蕴香连丸、左金丸之意以清肠和胃、泻肝清火；陈皮、白术、生薏苡仁健运脾气、化湿止泻；半枝莲解毒化湿，消除胃肠炎症。二诊因患者腹胀、反酸仍存，加鸡内金意在消食健胃，促其纳运。诸药合用，肝得疏泄，脾复健运，胃气和降，湿除热清。方证合拍，则数年痼疾终得痊愈。

案例 2

李某，男，18 岁。2013 年 10 月 5 日初诊。

主诉：大便次数增多 8 个月。

患者 8 个月前出现大便次数增多，每日 3 ～ 4 次，遇风遇寒及忧郁恼怒或情绪紧张时腹泻尤为明显。患者 2 个月前曾在宁波某医院行血常规、C- 反应蛋白、粪便常规、粪便培养、粪便真菌等检查均未见明显异常，行肠镜检查示直肠、结肠黏膜无异常。考虑肠易激综合征，西药予 "双歧杆菌三联活菌胶囊、复方嗜酸乳杆菌片、马来酸曲美布汀片、蒙脱石散" 等对症治疗，初时有效，停药后即复发，苦恼不已。刻诊：神情焦虑，每日大便 4 次左右，粪便色黄，质地以糊状为主，时混有泡沫或不消化之食物，无黏液脓血便，无恶心、呕吐，无发热、恶寒，泻下急迫，泻前脐周疼痛，泻后腹痛缓解，嗳气频频，肠鸣矢气，胃纳不馨，夜寐尚安，小便无殊，舌质淡红，舌苔白，脉细弦。

中医诊断：泄泻。

辨证：肝失疏泄，脾失健运。

治法：抑肝扶脾，理气止泻。

方药：痛泻要方加减。炒白芍 30g，炒白术 15g，炒防风 10g，陈皮 10g，山药 30g，炒木香 10g，炒薏苡仁 30g，制香附 10g，茯苓 15g，清甘草 6g。共 7 剂，水煎至 300mL，每次 150mL，分 2 次温服。

2013 年 10 月 14 日二诊：服药后大便次数明显减少，每天 1～2 次，粪质不成形，腹痛止，无嗳气，肠鸣仍作，但已经较前轻减，纳谷一般，舌淡苔白脉细弦，效不更方，治以前法。守方再进 7 剂。

2013 年 10 月 20 日三诊：药后大便每日 1～2 次，粪质已成形，无明显腹痛、肠鸣，纳谷不馨，偶有口苦之感，舌淡苔薄黄，脉弦。上方加黄芩 10g，苏梗 10g，炒麦芽、炒谷芽各 30g。共 7 剂。

此后，间歇应用上方加减 2 个月余，腹痛、泄泻诸症未见复发。

按语：肠易激综合征以持久存在而间歇发作的腹痛、腹胀，排便习惯和（或）大便性状改变为特点，临床上缺乏可解释症状的组织形态学和生物学原理，是消化科的常见病。其发病机制尚未完全阐明，可能与胃肠道动力异常、内脏高敏感、遗传、肠道炎症和精神心理因素等相关。中医学将其归于"泄泻""腹痛"等范畴。《素问·风论》言："风中五脏六腑之俞，亦为脏腑之风……久风入中，则为肠风飧泄。"《景岳全书·泄泻》云："凡遇怒气便作泄泻者，必先怒时夹食，致伤脾胃，故但有所犯，即随触而发，此肝脾二脏之病也，盖以肝木克土，脾气受伤而然。"

本案患者平素敏感，易于动怒，且思虑太过，致肝失疏泄，疏泄太过，则肝强凌弱，横逆犯脾，或土虚木贼，气失调达；疏泄不及，则木不疏土，土壅失运，两者均可引起脾胃运化失司，水湿内停，清浊不分，从而出现泄泻的症状。湿性黏腻重浊，阻滞气机，肠腑气滞，不通则痛，故见腹痛、矢气；便泄之后，气机稍畅，故泻后痛减；"土郁之发，肠鸣而为数后是也"，故肠鸣时作；风邪夹寒，脾胃阳气受损，水谷纳运失司，则粪中混有泡沫及不消化食物；嗳气食少、舌淡苔白脉弦细，也为肝旺脾虚之征象，故本案证属肝失条达、横逆犯脾、脾失健运之证。洪老选用痛泻要方加减，本方抑肝扶脾，主治肝郁脾虚之痛泻，方中白术健脾补虚，以固其本；白芍养血柔肝，缓急止痛；陈皮理气醒脾，调畅气机；防风升阳举陷、醒脾运脾，意在"风能胜湿"，且味辛，能散解肝郁；因患者病已8个月，胃纳欠佳、舌淡脉细，脾虚之象较著，故洪老加用山药、茯苓、苡仁健运脾气、渗湿止泻；木香、香附调和肝脾、理气和中，甘草调和诸药。二诊时患者腹泻明显好转，续以原方，以资巩固。三诊患者诉口苦、纳谷欠佳，为土壅木郁，有化火之势，投以黄芩苦寒泄热，苏梗、炒谷麦芽行气宽中，健脾开胃。诸药合用，肝疏脾健，则痛泻之证得以痊愈。

案例 3

李某，男，40 岁。2014 年 1 月 11 日初诊。

主诉：反复腹痛腹泻 5 年余。

患者 5 年前因工作变动，压力倍增，出现腹痛腹泻，大便每日 2～3 次，粪质不成形，甚时粪质清稀如水样，泻前脐周疼痛，泻时窘迫，急不可忍，泻后腹痛可缓。患者在宁波多家医院就诊，行血常规、粪便常规及培养、肠镜检查均未见明显异常，间断服用中西药治疗效果不显。刻诊：面色萎黄，形体消瘦，腹痛腹泻，每日排便 2～3 次，泻下稀便或水样便，情绪紧张时便次增加，伴反酸、肠鸣矢气，脘闷食少，夜寐欠安，舌质淡红，苔花裂，脉细弦。

中医诊断：泄泻。

辨证：肝气乘脾，脾气亏虚。

治法：柔肝健脾，涩肠止泻。

方药：痛泻要方加减。炒白芍 30g，炒白术 20g，防风 10g，炒扁豆 30g，山药 30g，炒木香 10g，炒薏苡仁 30g，芡实 30g，石榴皮 15g，炒葛根 30g，清甘草 6g，炒山楂 30g，炒枳壳 15g，茯苓 20g，海螵蛸 30g，诃子肉 10g，神曲 30g。共 7 剂，水煎至 300mL，每次 150mL，分 2 次温服。

2014 年 1 月 18 日二诊：药后大便较前已成形，但仍每日 2～3 次，腹痛、反酸缓解，肠鸣矢气减少，脘腹作胀，胃纳欠佳，夜寐可，舌脉同前。上方去枳壳，加鸡内金 30g。共 7 剂。

2014 年 1 月 24 日三诊：大便每日 1～2 次，成形，已无腹痛、反酸之感，食纳转好，夜寐欠安。原方去海螵蛸，加陈皮 10g，茯苓 20g。共 7 剂。药后腹痛腹泻基本消失。随访 6 个月，患者诉无所苦，诸症悉平。

按语：《素问·阴阳应象大论》云"清气在下，则生飧泄，浊气在上，则生䐜胀""湿胜则濡泄"。《医方考》云："泻责之脾，痛责之肝，肝责之实，脾责之虚，脾虚肝实，故令痛泻。"脾虚湿盛乃泄泻的基本病机，然肝气乘脾，可致中州亏虚，脾运失健，湿邪壅盛，下注肠道，泄泻由生，治泻之要，在于泄肝补脾。痛泻要方最早记载于《丹溪心法·泄泻卷》，主要功效为调和肝脾，抑木扶土。《医方集解》云："此足太阴、厥阴药也。白术苦燥湿，甘补脾，温和中；芍药寒泻肝火，酸敛逆气，缓中止痛；防风辛能散肝，香能舒脾，风能胜湿，为理脾引经要药。陈皮辛能利气，炒香尤能燥湿醒脾，使气行则痛止。数者皆以泻木而益土也。"

患者因工作压力较大出现腹痛、腹泻等症状，属肝脾不和，肝旺脾弱，肝木伐土太过，脾土受损，运化失司，故泄泻数载，便溏不成形；肝为刚脏，性喜条达，气机郁滞，湿邪困阻，肝络不畅，脾土壅滞，故泻前腹痛，泻后郁滞之气暂时得通，则泻后痛减；脾气虚弱、运化失司、水湿不化、清浊不分、固摄无力，故甚时便如清水、不可急忍；气滞湿阻，影响三焦水道的运行，则肠鸣矢气；脾胃虚弱，纳运失职，气滞中州，升降失常，故上腹痞胀、噫气、反酸。洪老详询病史后认为，本案乃肝气乘脾、脾气亏虚所致，拟痛泻要方加减。本方柔肝扶脾、升清止泻。方中重用白芍养血柔肝，缓急止痛；白术温燥，健脾除湿，为补气之要药；防风味辛性温，归肝入脾，振升脾气，复正枢纽，葛根升发清阳，鼓舞脾胃阳气上升，两者均含风药胜湿之意，"地上淖泽，风之则干"；伍白扁豆、山药、炒薏苡仁、茯苓健脾渗湿，以复脾喜燥恶湿之性；诃子、石榴皮、芡实涩肠止泻，《四声本草》谓诃子可"下宿物，止肠澼久泻、赤白痢"；神曲、鸡内金消食健中；木香、枳壳理气醒脾，助胃气降浊，从而下气除胀；海螵蛸和胃制酸。全方补中寓疏，泻肝补脾，调和气机。二诊时患者腹痛、肠鸣均有缓解，仍胃纳欠佳，脘腹作胀，故加鸡内金消食助运，同时该药也有收敛止泻之功。三诊时患者症状基本缓解，加陈皮、茯苓理气健脾化湿畅中。药中病机，故痛泻之证得止。

案例 4

胡某，男，33 岁。2014 年 3 月 1 日初诊。

主诉：反复腹泻 2 年余。

患者 2 年前无明显诱因下出现腹泻，每日排便 3 ～ 4 次，大便稀溏，伴腹胀，无腹痛，无发热恶寒。患者曾行血常规、粪便常规、粪便培养等均未见明显异常，间断服用益生菌及止泻药物，症状时有反复，一周前因饮食不慎，又见腹泻，经对症治疗后治腹泻稍减。刻诊：面色萎黄，形体瘦弱，腹泻便溏，一日 3 次左右，粪色黄，有时夹有不消化食物残渣，稍进油腻则便次增多，无黏液脓血便，脘腹胀闷不舒，伴嗳气，神疲肢倦，胃纳欠佳，夜寐安，舌质偏红苔薄净，脉细濡。

中医诊断：泄泻。

辨证：脾胃虚弱，气阴两亏。

治法：益气健脾，养阴和胃。

方药：四君子汤加减。太子参 15g，炒白术 15g，茯苓 15g，山药 30g，炒薏苡仁 30g，炒白芍 15g，炒枳壳 10g，炒木香 10g，炒黄芩 10g，鸡内金 20g，焦山楂 30g，清甘草 5g。共 7 剂，水煎至 300mL，每次 150mL，分 2 次温服。

2014 年 3 月 8 日二诊：药后症缓，大便较前成形，每日 2 次左右，脘腹部舒适，乏力改善，胃纳稍开，但嗳气仍存，舌脉如前。上方去焦山楂，加陈皮 10g。共 7 剂。

2014 年 3 月 15 日三诊：服药后患者精神好转，大便基本成形，稍软，每日 1 次，无嗳气、腹胀，胃纳可，舌淡红苔薄白，脉细。上方去炒黄芩，改炒白术 20g，茯苓 30g，加煨葛根 30g。共 7 剂。

按语：《景岳全书·泄泻》云："泄泻之本，无不由于脾胃，盖胃为水谷之海，而脾主运化，使脾健胃和，则水谷腐熟而化气化血，以行营卫。若饮食失节，起居不时，以致脾胃受伤，则水反为湿，谷反为滞，精华之气不能输化，乃致合污下降而泻痢作矣。"脾为阴脏，喜燥恶湿，胃为阳土，喜润恶燥，脾胃燥湿得宜、升降有序，则纳运正常；若食饮不节，损伤脾胃，运化无权，水谷不化精微，水湿俱下，则可见腹泻便溏之症。

本案患者素体脾虚，受纳腐熟无力，气血不充，不能上荣头面，故面色萎黄；《古今医统大全》云："脾运四肢，既禀气有亏，则四肢倦怠，无力以动。"经年腹泻，损伤脾气胃阴，脾虚失养、化源不足则神疲乏力；胃虚不运、水谷难消则纳谷不馨，升降失和，气滞中脘则痞满嗳气；舌淡红脉细亦为阴虚气弱之征象。洪老综合本案脉证，辨证为脾胃虚弱，气阴两亏，选四君子汤加减。方中太子参性平，味甘、微苦，补气生津；山药性平，味甘，滋益脾阴，《本草纲目》谓其"益肾气，健脾胃，止泻痢"，《神农本草经》谓其"主伤中，补虚羸，补中益气力，长肌肉"；茯苓、炒白术补益脾气；炒薏苡仁渗湿健脾；炒黄芩、炒白芍清热燥湿、调和肝脾，炒木香、炒枳壳、鸡内金、焦山楂理气消食，以复脾胃之升降；甘草调和诸药。二诊加陈皮以调气转枢，降上逆之胃气；三诊酌增炒白术、茯苓之用量，并加葛根 30g 意在增其健脾升阳之功效。脾气胃阴一复，中焦升降自如，则泄泻之证得止。

案例 5

黄某，女，61 岁。2013 年 11 月 6 日初诊。

主诉：间断大便次数增多，伴黏滞不爽 10 年。

患者 10 年前出现排便次数增多，每日 3～4 次，大便黏滞不爽，饮食稍有不慎，则症状反复或加重。患者经血常规、粪便常规及培养、肠镜检查均未见明显异常，遍服西药不得缓解。

刻诊：腹泻便溏，粪色黄褐，每次排便量少，泻而不爽，伴脘腹胀闷不舒、反酸、纳差神疲、时有烦虑、夜寐欠安，舌淡白苔稍黄腻，脉弦细。

中医诊断：泄泻。

辨证：脾虚湿滞，寒热夹杂。

治法：清肠健脾，寒热平调。

方药：葛根芩连汤加减。炒葛根 30g，炒黄芩 12g，清甘草 5g，珍珠母 30g，海螵蛸 30g，木香 10g，黄芪 10g，当归 10g，党参 15g，茯苓 12g，炒白术 12g，山药 30g。共 7 剂，水煎至 300mL，每次 150mL，分 2 次温服。

2013 年 11 月 12 日二诊：药后大便次数已减少到每日 1～2 次，明显成形，仍然黏滞不爽，舌脉同前。原方去珍珠母、炒黄芩，加苍术 20g，焦山楂 30g。共 7 剂。

2013 年 11 月 19 日三诊：大便次数已减少到每日 1 次，明显成形，黏滞不爽感觉好转。诉晨起有脘腹冷痛之感，舌淡白苔薄，脉弦细。上方加补骨脂 10g，炮姜 10g。继续治疗 7 剂。

2013 年 11 月 27 日四诊：患者已无明显不适，大便成形，排便顺畅，以参苓白术散调理 1 个月，停药后半年随访未复发。

按语：泄泻的主要病位在脾胃与大肠，其致病原因有感受外邪、饮食所伤、七情不和及脏腑虚弱等，但关键在于脾胃功能障碍，运化无权，其外因在于湿邪，内因在于脾虚，脾虚湿胜是泄泻之关键。脾虚失运，可造成水湿内停，而湿邪又可困脾，加重运化障碍，二者可相互影响，互为因果。《古今医鉴》云："泄泻者，注下之症也，盖大肠为传送之官，脾胃为水谷之海，或为生冷之所伤，或为暑湿风寒之所感，脾胃停滞，以致阑门清浊不分，发注于下而为泄泻也。"病程长者，往往虚实互见、寒热夹杂。

本患病历十余年，属肠疾痼证，虚实寒热错杂。湿热蕴滞、清浊混杂，故便溏、黏滞不爽；脾虚湿阻、气弱不运，故神困肢倦、乏力纳差；舌淡白，苔稍黄腻，脉弦细，也为湿热滞中之舌脉。洪老以葛根黄芩黄连汤、四君汤加减清肠健脾、寒热并用。方中葛根、黄芩升发清阳、清肠止利；党参、白术、茯苓、山药、清甘草益气健脾、化湿止泻；患者病久不已、心情忧虑，夜寐欠安，故增珍珠母以平肝宁神；海螵蛸和中制酸，保护胃肠黏膜；二诊症情渐减，大便黏滞不爽，加苍术、焦山楂健脾燥湿、消食化滞；三诊因其脘腹冷感，取四神丸之意加用补骨脂补命门之火以温养脾阳，炮姜温补中阳以散中寒，《用药法象》谓其"生则逐寒发表，炮则除胃冷而守中"。后又以参苓白术散健脾渗湿、调理巩固。综观整个治疗过程，洪老条分缕析，层次分明，用药精准，故十载顽症，终得痊愈。

第十一节　胁痛

案例1

沈某，女，40岁。2013年8月30日初诊。

主诉：反复右上腹胀痛3年余，再发2周。

患者有慢性胆囊炎病史3年，每因饮食不节或劳累后发作。2周前因饮食油腻后右上腹胀痛再发，伴腰背放射痛、恶心、呕吐，体温38℃。曾去当地医院查血常规示白细胞$10.9×10^9$/L，中性粒细胞0.8；查腰部彩超示胆囊增大，胆囊壁毛糙，胆囊结石（大小约0.7cm×0.5cm）。诊断围"胆囊炎、胆石症"。予"左氧氟沙星针、奥硝唑针"抗感染治疗1周后，复查血常规正常，但症状仍存，且因其3年内数次发作胆囊炎，西医建议其行腹腔镜下胆囊摘除术，患者惧怕手术，前来洪老门诊就诊。刻诊：形体肥胖，右胁胀痛，脘闷口苦，时有泛恶，无畏寒发热，大便欠畅，小便短黄，胃纳欠佳，夜寐不安，舌质暗红，舌苔黄腻，脉弦滑。

中医诊断：胁痛。

辨证：肝胆湿热，气滞络阻。

治法：清利肝胆，理气通络。

方药：大柴胡汤加减。柴胡10g，炒黄芩15g，炒白芍10g，炒枳壳10g，姜半夏10，木香10g，金钱草30g，郁金

10g，制香附 10g，川芎 10g，虎杖 10g，清甘草 5g，生大黄9g。共 7 剂，水煎至 300mL，每次 150mL，分 2 次温服。

2013 年 9 月 6 日二诊：药后右胁疼痛好转，无明显恶心、呕吐，大便顺畅，每日一行，质软成形，胃纳改善，舌暗红，苔白腻，脉弦。效不更方，守方续进，共 7 剂。

2013 年 9 月 15 日三诊：胁痛不再，食纳欠佳，大便正常，舌红苔薄，脉弦。上方加鸡内金 15g，再服 7 剂。

以上方加减，服用 1 个月余，患者诸症悉平，复查彩超胆囊大小正常。此后又随访 3 个月，未见复发。

按语：胆为"中精之腑"，附于肝，与肝相表里，输胆汁而不传化水谷，以通降下行为顺。凡精神失和（如情志忧郁）、寒温不适、饮食不节（如过食油腻）或虫积（如蛔虫内扰）等因素，均可引起肝胆郁滞、脾运失常、胆失通降之证。若湿热久蕴，煎熬胆液，尚可凝结而成砂石，阻滞胆道而成"胁痛"之证。《灵枢·五邪》云："邪在肝，则两胁中痛。"《景岳全书·胁痛》云："胁痛之病，本属肝胆两经，以两经之脉皆循胁肋故也。"就指出胁痛主要在于肝胆病变。《古今医鉴·胁痛》云："胁痛者……若因暴怒伤触，悲哀气结，饮食过度，冷热失调，颠仆伤形，或痰积流注于血，与血相搏，皆能为痛……治之当以散结顺气，化痰和血为主，平其肝而导其气，则无有不愈矣。"一般认为，胁痛之因主要有肝气郁结，疏泄不利，气阻络痹；气滞血瘀，胁络损伤，瘀血阻塞；外邪内侵，饮食不节，湿热瘀阻；精血亏虚，肝阴不足，肝络失养。治疗必须遵循"通则不痛""以通为荣"之原则。

本案患者素嗜油腻，久之积湿蕴热，邪滞胆腑，湿热煎熬胆液，渐成胆石。肝胆互为表里，结石阻结胆腑，肝失疏泄条达，肝络郁滞不畅，故右胁胀痛；肝病及脾，脾失运化，升降失常，故见恶心、纳呆；"邪在胆，逆在胃"，湿热中阻、胆液上溢，故见口苦；气滞日久，络道瘀阻，故胁痛反复；舌苔黄腻、脉弦也为肝胆湿热之象。故洪老取仲景之大柴胡汤加味，以和解少阳、通腑泻实，《伤寒论》用治少阳兼里实之证，由小柴胡汤合小承气汤合方而成。《金匮要略》用于"按之心下满痛者，此为实也，当下之"，洪老引用于此，意在通腑泻实，畅顺肝胆之气，从而达到疏肝理气、清热利湿、活血通络之目的。方中柴胡疏达肝气，黄芩清热泻火，两者合用，以除少阳之邪；枳壳、生大黄行气消痞、通腑利胆，以泄阳明热结；半夏和胃降逆；白芍敛阴柔肝，与甘草配合，缓急止痛；伍木香、郁金、香附加强理气止痛；金钱草、虎杖清热除湿、利胆排石；川芎活血祛瘀、行气止痛。二诊加鸡内金消积排石。纵观全方，洪老始终遵循"六腑以通为用"的原则，通腑利胆，内泄热结，终使湿除热清，肝络和畅，经年痼疾得已。洪教授认为，中医中药在胆囊炎、胰腺炎等急腹症治疗中有着独特的优势，在详审症机、严密观察基础上，可积极使用，必要时中西合治，以达到最好的治疗效果。

案例 2

葛某，男，45 岁。2012 年 4 月 15 日初诊。

主诉：反复右胁胀痛 2 年余。

患者平素性格敏感、易怒，反复右胁胀痛 2 年余，情绪不佳时胁肋胀痛尤为明显。腹部彩超未见明显异常。刻见：右胁胀痛不适，伴胸闷腹胀、嗳气频频，嗳气后胀痛稍舒，口干，口苦，纳谷不香，夜寐不安，大便偏干，舌红苔薄白，脉弦。

中医诊断：胁痛。

辨证：肝郁气滞，脉络失和。

治法：疏肝解郁，理气止痛。

方药：柴胡疏肝散加减。

柴胡 10g，生白芍 20g，炒枳壳 10g，炙甘草 6g，川芎 10g，青皮、陈皮各 6g，制香附 10g，郁金 10g，延胡索 10g，川楝子 10g，玫瑰花 10g，生麦芽 30g。共 7 剂，水煎至 200mL，每次 100mL，分 2 次温服。

2012 年 4 月 22 日二诊：药后患者右胁胀痛、口干、口苦均较前减轻，胸闷、嗳气仍存，胃纳一般。上方减延胡索，加苏梗 10g。共 7 剂。

2012 年 4 月 29 日三诊：患者情绪平和，胁肋胀痛基本消失，原法既效，守方有恒，上方续进。

后以上方加减调治 1 个月余，患者自述症状悉平。随访 3 个月未再复发。

按语：《素问·缪刺论》云："邪客于足少阳之络，令人胁痛不得息。"《灵枢·五邪》云："邪在肝，则两胁中痛。"《金匮翼·胁痛统论》云："肝郁胁痛者，悲哀恼怒，郁伤肝气。"肝居胁下，其经脉布于两胁，胆附于肝，其经脉循于胁，故胁痛之证，多责肝胆。肝主疏泄，性喜条达，情志、湿热、外伤、瘀血或久病阴亏血虚，均可致肝络不和、疏泄不利或肝络失养，而生胁痛。洪老认为本患性情敏感、焦虑易怒，肝气郁滞，气阻络痹，故胁肋胀痛，情绪抑郁时尤甚；气滞不畅、横逆犯土，故胸腹胀满、纳谷不香、嗳气频频；嗳气之后，滞气稍减，故胀痛稍舒；郁气化热，伤耗津液，故口干、口苦；胆热扰神，故夜寐不安；舌红苔白脉弦，也为肝郁兼热之征象。治当疏肝解郁、理气止痛。方用柴胡疏肝散化裁。方中柴胡、制香附、炒枳壳疏肝理气；郁金、青皮、陈皮理气和胃；川芎理气行血；生白芍、甘草缓急止痛，其中生白芍微寒微苦，酸敛木气，且可制约诸药之香燥；川楝子、延胡索乃金铃子散，擅理肝郁气滞之胀痛；玫瑰花增其理气通络之功效；生麦芽助其舒肝宣郁之作用。诸药合用，肝复条达之性，则气机通畅，脉络自通，胁痛之证不再。

案例 3

袁某，女，55岁。2015年3月5日初诊。

主诉：右胁胀痛3年，加重1周。

患者3年前无明显诱因下出现右胁间断胀痛，时感针刺样疼痛，入夜尤甚。1周前与人争吵后，情绪激动，右胁部疼痛再发，胸闷气短，不能自行缓解，故来求诊于洪老门诊。刻见：面色萎黄，两目眶下偏黑，面部黄褐斑较多，右胁部疼痛，伴嗳气、胸闷，唇色紫暗，胃纳一般，夜寐欠安，大便欠畅，小便调，舌暗红，苔白，脉弦涩。

诊断：胁痛。

辨证：肝郁气滞，瘀血阻络。

治法：疏肝理气，通络止痛。

方药：血府逐瘀汤加减。生地黄15g，柴胡6g，桃仁10g，红花6g，生甘草6g，炒枳壳10g，赤芍10g，川芎10g，当归15g，制香附10g，郁金10g，丹参30g。共7剂，水煎至200mL，每次100mL，分2次温服。

2015年3月12日二诊：患者诉药后胁肋部胀痛较前缓解，仍感胸闷、抑郁，舌脉同前。上方加瓜蒌皮30g，降香5g。共7剂。

2015年3月12日三诊：患者就诊时面带喜色，诉右胁基本无恙，自感神清气爽，胸闷好转，胃纳香，二便调，舌红，苔白，脉弦。效不更方，上方继服 7 剂。此后，又以上方调治 2 月，诸症悉平。

按语：胁痛之治，首当辨其气血。胀痛多属气郁，其痛游走无定；刺痛多为血瘀，其痛多有定所；《景岳全书·胁痛》云："但察其有形无形，可知之矣。盖血积有形而不移，或坚硬而拒按；气则流行而无迹，或倏聚而倏散。"本患右胁胀痛 3 年，痛呈针刺样，洪老认为此乃气滞多时、久痛入络、脉道瘀阻而致。怒动肝气，肝失条达，气滞络瘀，故胁痛反复；至夜阴盛，寒结渐重，故胁痛加重；气滞血瘀，胸阳滞塞，气逆而上，故胸闷短气、嗳气；瘀滞之证，失于荣养，故目眶下黑、面部褐斑、唇色紫暗；瘀血阻络，脑失涵养，故夜寐欠安；舌暗红苔白脉弦涩，亦为瘀血之征。证属肝气郁滞、瘀血阻络之胁痛。《医宗金鉴·胁痛》云："胁痛者……治当散结顺气、化痰和血为主。"两胁脉络畅通，则无胁痛之证，故洪老施投疏肝理气、通络止痛之法，方用血府逐瘀汤加减。方中桃仁破血行滞而润燥；红花活血祛瘀以止痛；赤芍、川芎活血祛瘀；生地黄、当归养血益阴、清热活血；炒枳壳宽胸行气，制香附、柴胡疏肝解郁，使气行则血行；丹参、郁金活血化瘀、理气止痛；瓜蒌皮味甘、微苦，性寒，清热化痰、利气宽胸；降香化瘀通络、理气止痛。瘀去络通，则胁痛得愈。

第十二节　眩晕

案例 1

张某，女，56 岁。2015 年 2 月 13 日初诊。

主诉：反复头晕不适 3 年余。

患者自诉头晕反复发作 3 年余，有时伴有恶心、呕吐，头颈转动时症状加重，精神欠佳，易疲乏，乏力明显，2015 年 2 月初于我院行彩超检查示椎 – 基底动脉供血不足，脑部 CT 检查提示无明显占位性病变，经多种西药治疗后，头晕未见好转。

诊见：面色萎黄无华，平素饮食不佳，舌淡苔少，脉弦细无力。

中医诊断：眩晕。

辨证：气虚不足，清阳不升。

治法：补气升阳。

方药：补中益气汤加减。黄芪 30g，党参 20g，柴胡 6g，当归 10g，白术 10g，白芍 30g，川芎 10g，白菊花 10g，山药 30g，陈皮 10g，升麻 6g，甘草 10g。共 7 剂，每日 1 剂，常规煎服法，每日两次温服

2015 年 2 月 20 日复诊：药后症状见减，头部转动时无明显症状加重。原方不变，再进共 14 剂后，头晕完全好转。

按语：眩晕病大多具有反复发作、迁延不愈的特征，其病位虽在脑部，但与脾胃密切相关，其病因以脾胃亏虚、中气不

足、清阳不升、脑海失充等为主。中医学有"无虚不作眩"和"无痰不作眩"等观点，认为风、火、痰是该病主要原因，而洪老在实践中认识到，眩晕一症以虚证为多见，正如张景岳所云："无虚不能作眩，眩晕一证，虚者居其八九，而兼火兼痰者，不过十中一二耳。"因此治疗应以补气升阳为主，补中益气汤为补中益气、升阳举陷之代表方。方中重用黄芪为君，因其有补气、升举阳气的作用，现代药理研究表明黄芪有扩张血管的作用，能改善血液循环及营养状况，且有利尿消肿的功能。党参、白术、山药、甘草甘温益气，补益脾胃为臣。现代药理学研究表明党参具有增加心肌收缩力、增加心排血量、抗血小板聚集、降血压的作用。陈皮调理气机，当归补血和营为佐；升麻、柴胡协同参、芪升举清阳为使。方中加以天麻以祛头风，天麻为治疗眩晕要药，无论虚实均可用之。综合全方：一则补气健脾，使后天生化有源；二则升提中气，使脑窍能得清气之濡养而不致眩晕，故收效明显。洪老在用药之余，更加注重疾病的预防，叮嘱患者在伏案工作时保持良好的姿势体位，减少颈部受压，同时还需要劳逸结合，加强体质锻炼，预防眩晕发作。

案例 2

沈某，男，70 岁。2014 年 9 月 5 日初诊。

主诉：眩晕 2 年余，听力减退半年。

患者自诉眩晕反复发作已 2 年有余，2014 年 8 月曾于余姚市人民医院住院，确诊为梅尼埃综合征，经治诸症未瘥，发作频繁，每日可达 5～8 次，发作时天旋地转，自述起床时易发，同时伴恶心、呕吐，近半年来自觉听力渐减，苔薄腻且带黄，大便正常，脉弦。

中医诊断：眩晕。

辨证：风痰阻络。

治法：化痰息风。

方药：半夏白术天麻汤。炒白术 20g，姜半夏 15g，天麻 9g，钩藤 20g，地龙 15g，泽泻 10g，陈皮 10g，菖蒲 15g，川芎 15g，生葛根 30g，茯苓 15g，丹参 30g，清甘草 5g。共 7 剂，每日 1 剂，常规煎服法，每日两次温服。

2014 年 10 月 10 日二诊：药后现头晕已较前日略瘥，但仍偶有头昏，记忆力减退，神差，苔微腻，脉细弦。上方去泽泻，加炙远志 10g，郁金 15g，天麻 10g。共 7 剂。

2014 年 10 月 17 日三诊：PET/CT 检查示双侧甲状腺肿大，右肺中叶炎性结节，肺气肿，肝囊肿，轻度脑萎缩，脊柱退行性改变。药后头晕明显好转，苔白伴黄，无痰，脉细弦。治以原方再进 7 剂，后完全治愈。

按语：梅尼埃综合征是我国的临床常见病和多发病之一，西医学上也将该病称为耳源性眩晕，属中医学的"眩晕"范畴，其基本病机为风痰上扰，如《丹溪心法·头晕》说："头眩，痰夹气虚并火，治痰为主，夹补气药及降火药。无痰则不作眩，痰因火动，又有湿痰者，有火痰者。"临床中多因患者嗜食肥甘，或饥饱劳倦，伤于脾胃，脾失健运，以致水谷不化精微，聚湿生痰，痰浊中阻，则清阳不升，浊阴不降，引起眩晕。

治疗以化痰息风佐以健脾祛湿，正如《景岳全书·眩运》云："丹溪则曰无痰不能作眩，当以治痰为主，而兼用他药。"结合该患者眩晕的症状，以及苔薄腻且带黄，伴有恶心、呕吐，这正是痰邪的特点，故遣方用药以半夏白术天麻汤主之。方中半夏燥湿化痰，降逆止呕，天麻化痰息风而止头眩，二者合用为治风痰眩晕之要药，也是该方的君药。方中加以钩藤、川芎、地龙以加强祛风通络，白术、泽泻、茯苓、菖蒲、陈皮等健脾化痰，以绝生痰之源，葛根、丹参改善脑部供血，甘草调和诸药。

案例3

林某，女，47岁。2014年2月28日初诊。

主诉：头晕半月余。

患者自诉头晕半月，无明显恶心、呕吐，查血生化、血常规正常，自诉经常烘热，热度不高，且伴有五心潮热感，颈项不适，舌苔薄，脉细弦，血压偏高，最高血压170/100mmHg，自服硝苯地平片，血压控制稳定。

中医诊断：眩晕。

辨证：肝风内动。

治法：清热柔肝息风。

方药：丹参葛根汤加减。丹参30g，葛根30g，地龙10g，钩藤20g，龟甲20g，生地黄30g，赤芍20g，白芍20g，淮小麦30g，炙甘草5g，淮牛膝10g，红枣5g。共7剂，常规煎服法，每日1剂，分两次温服。

2014年3月7日二诊：烘热有减，四肢有时麻木，上方去大枣，加川牛膝10g。

2014年3月28日三诊：烘热复作，夜寐欠佳。原方去地龙、川芎、淮小麦，加鳖甲20g，知母10g，首乌藤15g，远志10g，酸枣仁30g。

2014年5月9日四诊：自述诸症缓解，血压药自行停服，继服7剂，随访一月症状基本消失。

按语：眩晕是原发性高血压最常见的症状，《素问·至真要大论》云："诸风掉眩，皆属于肝。"《素问·六元正纪大论》

云:"木郁之发……甚则耳鸣眩转。"肝属木,主筋,藏血,与风气相应,肝风内动是导致原发性高血压眩晕的主要病机。洪老认为导致肝风内动的因素很多,正虚或邪气均可导致肝之气机疏泄无序,引动肝风,使肝之濡养筋脉和藏血功能紊乱,筋脉濡养失常,则会筋脉拘挛而血压升高、头晕目眩。因此临床首先需要辨别虚实,正如《吴中珍本医籍四种·柳宝诒医论医案》云肝风之证:"亦有虚实两种,而虚者为多。木郁则化火,火郁则生风,此实证也。血虚则木燥,木燥则生风,此虚证也。"

关于临床辨别虚实之分,洪老有自己的认识。他认为实肝风者,皆由邪实所致,其邪包括外感六淫、七情内伤、内生五邪及跌打、虫兽中毒等,伤及于肝而引发肝风。实者,肝热、肝火,或肝经郁火上冲,或胆经郁火上扰,或肝胆湿热上蒸,或痰瘀搏结化热生风,或风寒入肝而循经上干;虚肝风,乃正虚所致,包括阴阳气血津液之虚,肝失养而化风,成虚肝风,虚者,肝阴不足而阳亢生风,或肝虚、肝气虚而清阳不能上达,或肝虚相火郁而上干,或肝血虚而致头失养,皆可致晕。在该病案中,洪老认为虚实之分不难鉴别,患者在头晕的同时,还伴有潮热等阴虚症状,且患者脉象弦细,皆示其肝肾阴虚,血脉失养,木失水涵,肝风内动,故不难鉴别该患者为虚肝风。因此,洪老在遣方用药时以柔肝息风为主,方中龟甲、生地黄、赤芍、白芍等滋阴潜阳、平补肝肾,地龙、钩藤清肝息风,丹参、葛根活血通络,浮小麦、红枣等敛汗,牛膝在平补肝肾的同时,其性下行,可引阴虚内动之风下行。

案例 4

虞某,女,70岁。2014年10月4日初诊。

主诉：眩晕半年余。

患者自诉半年前开始无明显诱因下出现眩晕，动则加剧，无恶心、呕吐，无发热、畏寒，平卧可缓解，同时伴有烘热汗出，夜间尤甚，胃脘嘈杂，多食不化。既往有高血压病史，颈动脉硬化斑块形成，甘油三酯稍高。空腹血糖 6.7mmol/L，测血压 165/100mmHg，舌苔白，脉虚弦。

中医诊断：眩晕。

辨证：肝肾阴虚。

治法：柔肝息风和胃。

方药：炒白芍 20g，赤芍 15g，龟甲 20g，地龙 15g，杞子 20g，菊花 10g，葛根 30g，瓦楞子 30g，山药 20g，鸡内金 30g，陈皮 6g，怀牛膝 10g，清甘草 5g。共 7 剂，常规煎服法，每日 1 剂，分 2 次温服。

2014 年 10 月 11 日二诊：眩晕有减，烘热好转。上方去山药、陈皮，加珍珠母 30g(先煎)，钩藤 10g，川芎 10g。共 7 剂。

2014 年 10 月 18 日三诊：眩晕基本好转，舌苔白，脉弦。上方改川芎 15g，加白术 12g，半夏 12g。共 7 剂。

2014 年 10 月 25 日四诊：诸症缓解，上方再进 7 剂。

按语：眩晕为中医疾病的诊断名，是"眩"和"晕"的总称。"眩"为眼花、眼前发黑；"晕"是头晕，站立不稳或自觉天旋地转。临床上两者常同时出现，故统称为"眩晕"。《素问·至真要大论》云："诸风掉眩，皆属于肝。"而风有内外之分，自然界中凡具有风之轻扬开泄、善行数变特性的外邪，皆称"外风"；而由机体内生的动摇、眩晕、抽搐、震颤等类似风动的病理状态，皆称"内风"。洪老认为六淫外感，在未传变之前，多在肺、在表，若未曾扰动肝风则不发眩晕或者程度较轻，只有六淫传变入里，扰动原有之肝风才有眩晕发生，也就是说，在眩晕的发作中六淫只是诱因，真正占主导地位的仍然是以肝风内动为最终归宿的内风。肝风有虚实之分，虚多在肝阴、肝血，实多属肝火、肝气。肝之阴血不足，则阴不潜阳，阳无所牵，上越清窍，多见于肝阳上亢，治当平肝潜阳，清火息风；肝火上炎者即为实火循肝经、扰于头目，治当清肝泻火；肝气郁结者，横犯脾胃、运化失司，易化痰生湿，痰湿中阻，上蒙清窍，清阳不升，治当化痰祛湿，疏肝健脾。

在该病案中，洪老在抓住患者眩晕主症的同时，注意到了该患者伴有潮热汗出，此多责之为阴虚，故其病机为肝阴不足、肝阳上亢。遣方用药中予以白芍、赤芍平补肝阴，且两药兼有滋阴敛汗之功效；龟甲入肝经，为补肝阴之要药，且其为血肉有情之品，滋补之力更胜一筹；枸杞子、葛根滋补肝阴；地龙善走窜，具有搜刮祛风通络功效；菊花可清肝经之热，防止肝阴亏虚至极而导致阴虚化热；怀牛膝具有补肝肾的作用，同时牛膝其性从下，具有引风下行功效；方中鸡内金、单瓦楞、山药、陈皮均为健脾和胃之方药，"见肝之病，当之传脾，必先实脾"，是中医治未病学术思想的具体体现；清甘草调和诸药。洪老认为学习中医不可教条式，在遵循中医经典治疗的指导思想时，也不可盲目地套用，临床病情复杂多变，应该具体情况具体分析，引起眩晕的病因错综复杂，绝大部分都可以从风论治，风多归之于肝和肺，但是仍然具有一定的局限性，临床上还有许多其他因素可导致眩晕，如外伤瘀血阻窍，引起的头晕；还有髓海空虚，不能上养于脑而致眩晕等。因此，在临床上应该详细分析病因病机，深刻理解"诸风掉眩，皆属于肝"的丰富内涵，灵活运用上述方法，具体问题详细分析，才能取得满意的疗效。

第十三节　中风

案例 1

叶某，男，65 岁。2015 年 1 月 16 日初诊。

主诉：左上肢活动不利 2 个月余。

患者 2 个月前晨起头晕、突发四肢不用，活动不利，于医院急诊科就诊，诊断为"脑出血"，当时神志清晰，经积极治疗后病情稳定。现患者自诉下肢乏力，左上肢不用，稍肿胀作痛，大便正常，苔中白较厚，舌暗红，脉弦细。患者既往有高血压病史，服波依定治疗，自述血压控制尚可。

诊断：中风（中经络）。

辨证：气虚血瘀。

治法：益气活血通络。

方药：补阳还五汤加减。生黄芪 30g，丹参 30g，生葛根 30g，川芎 10g，地龙 15g，红花 6g，茯苓 30g，陈皮 10g，橘络 6g，鸡血藤 30g，生麦芽 30g，川牛膝 10g，清甘草 5g。共 7 剂，每日 1 剂，水煎至 300mL，每次 150mL，分 2 次温服。

2015 年 1 月 23 日二诊：患者自诉乏力较前好转，左上肢仍酸痛，舌质暗红，苔中白较厚，脉细弦。上方去生麦芽，加制半夏 10g，继进 7 剂。

2015 年 2 月 6 日三诊：患者自诉口干、口渴欲饮，苔中白，舌暗红。上方去半夏，加天花粉30g，再进7剂。

2015年2月13日四诊：患者自诉诸症缓解，左上肢可轻微活动，口干、口渴好转，后继续以此方为基础辨证加减，患者服用3个月后逐渐恢复。

按语：脑出血在中医学为"出血性脑卒中"范畴，其病机为脏腑功能失调，气血逆乱，血溢脑脉之外。脑络受损，血溢脉外，便成瘀血，《血证论》认为"瘀血不去，则出血不止，新血不生"，清代唐容川说："此血在身，不能加于好血，而反阻新血生化之机，故凡血证总以去瘀为要。"瘀血既为脑出血之病理基础，又为脑出血之病理产物。现代中药药理研究表明，活血化瘀药物可以明显改善出血病灶周围血循环，促进血肿吸收，减轻脑水肿，促进侧支循环的开放，有利于防止再出血区的缺血。因此，活血化瘀为脑出血治疗之关键。

洪老正是基于中医对中风病机的认识，根据"离经之血便是瘀""治风先治血，血行风自灭"的理论，认为益气活血化瘀是治疗中风的基本大法。故在该本病案中，洪老以丹参、川芎、红花、鸡血藤等活血化瘀药为主方，其中川芎既可以活血，同时又可以行血中之气，使得气行则血行。地龙长于通行经络，改善经络阻滞、血脉不畅之证。生黄芪、茯苓、陈皮、橘络、生麦芽等健脾益气，"气为血之帅，血为气之母"，气充足则血自畅。方中牛膝用于治疗瘀滞经闭，其功效既可活血化瘀，同时牛膝性善下行，可引血下行归经。生甘草调和诸药。

案例2

王某，男，76岁。2015年7月31日初诊。

主诉：头晕伴乏力3天。

患者自诉3天前出现头晕不适，伴下肢乏力、精神不佳、记忆力明显减退。刻下：患者无明显恶心、呕吐，无眩晕不适，于宁波二院行颅脑 CT 示两侧额叶基底节区及右侧顶枕部梗塞灶及软化灶。既往有高血压史，服"代文"治疗，自述药血压基本稳定。舌苔白，脉细弦。

中医诊断：中风（中经络）。

辨证：气虚血瘀。

治法：益气活血健脾。

方药：补阳还五汤加减。生黄芪 30g，当归 10g，赤芍 10g，炒白芍 10g，川芎 10g，生葛根 30g，地龙 15g，红景天 15g，灵芝 10g，石菖蒲 15g，怀牛膝 15g，清甘草 6g。共 7 剂，每日 1 剂，水煎至 300mL，每次 150mL，分 2 次温服。

2015 年 8 月 7 日二诊：患者药后下肢乏力仍有，神差改善，反应缓慢，治拟原法。原方去当归，加杜仲 15g，共 14 剂。

2015 年 9 月 14 日三诊：患者前症好转，血压 140/70mmHg，精神仍差，纳尚可，舌淡红，苔边白，脉细带弦，治拟上法。上方加党参 20g，龟甲 15g（先煎），共 14 剂。

2015 年 9 月 19 日四诊：患者前症有减，苔薄，脉细弦，治拟上法。上方川芎改 12g，红景天改 20g，再进 14 剂，后以此方为基础方辨证加减，病情明显改善好转。

按语：脑梗死属于"中风"的范畴，主要病机特点为气虚血瘀。气虚则容易引发行血无力现象，血液运行不畅则容易导致血瘀出现，瘀血会对脑络产生阻滞作用，上气不足导致无法取得元神温煦效果，会造成神明失用以及脑髓失养。

洪老基于中医学对中风气虚血瘀病机特点的认识，选方采用补阳还五汤加减，补阳还五汤具有通络活血、补气之功效。

此方重用黄芪,滋补元气,气为血之帅,血为气之母,气能行血,故亦可祛瘀通络,当归可活血养血,具有化瘀而不伤血之本的功效;白芍、赤芍、川芎协助当归发挥祛瘀活血之效;地龙可活络通经;葛根具有生津止渴、升阳之功效,可鼓动气血运行;灵芝、菖蒲可醒脑开窍;怀牛膝可引血下行,对于肝阳上亢气血上行具有抑制作用;红景天为补气药,具有扶正固本、活血化瘀、通脉止痛等功效,现代药理研究证实红景天可显著改善脑梗死患者预后情况,这种作用是通过降低脑梗死患者血浆内皮素含量,从而达到保护受损血管内皮的作用。洪老师认为急性脑梗患者应在常规治疗基础上结合补阳还五汤治疗,少量活血药物配伍大量补气药物能够取得通络、活血以及补气的功效,使其治疗效果得到明显提高。所以,中西医结合治疗对于加快患者病情改善并加强治疗效果具有显著作用,有助于促进其预后改善。

第十四节 水肿

案例 1

姚某，男，46 岁。2013 年 7 月 6 日初诊。

主诉：反复双下肢浮肿 3 年，再发 1 个月

患者 3 年前无明显诱因下出现眼睑及双下肢浮肿，晨起明显，下肢浮肿呈凹陷性，无关节痛及皮疹，未重视。1 个月前，患者因下肢水肿明显于当地医院检查：尿蛋白（++），尿红细胞（++），24 小时尿蛋白定量 3.8g，eGFR 72.1mL/min；尿四样示中大分子蛋白尿为主；肌酐 131μmol/L；双肾 B 超无异常；肾穿病理诊断示原发性膜性肾病（Ⅱ期）。一般情况可，无诉恶心、头痛等情况，双肾无叩击痛，双下肢中度浮肿，呈凹陷性，舌质偏红，边有瘀点，脉沉细涩。

中医诊断：水肿。

辨证：气阴两虚夹风湿夹瘀。

治法：补气养阴，化湿行瘀。

方药：黄芪 30g，炒白术 15g，太子参 15g，薏苡根 30g，金樱子 30g，芡实 30g，女贞子 20g，旱莲草 20g，白蒺藜 15g，炒鸡内金 20g，汉防己 10g，徐长卿 10g，杜仲 15g，牛膝 15g，共 7 剂，水煎服，日一剂。

二诊：经以上治疗 2 周后，诉腰酸痛、乏力好转，尿量增

加，双下肢浮肿减轻，但感纳差；血压 135/70mmHg。复查尿蛋白（+++），尿红细胞（－);24 小时尿蛋白定量 2.4g。舌质红，脉沉细。上方去炒杜仲、牛膝，加炒麦芽、炒谷芽各 10g。共 7 剂。

三诊：经以上再治疗 1 个月后，患者自诉仅活动后轻感乏力，无明显腰酸痛感，长久站立及劳累后可出现双下肢轻度浮肿，纳可；血压 130/73mmHg。尿蛋白（++），尿红细胞（－);24 小时尿蛋白定量 1.3g。舌质红，脉沉细。上方加桑寄生 30g，怀山药 15g。共 7 剂。

经上治疗后患者无水肿，无明显腰酸痛，偶有乏力，以后仍以化湿行瘀、补气健脾为治疗原则，随症加减，现尿蛋白（±）～（+），尿红细胞（－),24 小时尿蛋白定量 0.38～0.50g。

按语：膜性肾病多以水肿伴困乏、泡沫尿多为其主要症状，大多数慢性肾炎患者病情进展缓慢，且缠绵难愈。洪教授认为其本虚核心为脾肾亏虚；标实以湿浊、痰瘀、毒邪为主，湿浊、痰瘀、毒邪病理产物互相交织，错综复杂，渐之瘀痰毒浊停留，聚而成形，久而成积，甚至微型癥积，致使肾络闭塞。健脾益气、祛风除湿是治疗膜性肾病主要原则，洪教授多以"防己黄芪汤"为主方，配合补脾健肾、祛风除湿之品，临床上每获良效。

膜性肾病大多血浆蛋白偏低，常伴疲乏、纳呆、腹胀等症，证属脾虚湿困、水湿稽留。故益气健脾、培土制水是膜性肾病一个主要治则。若水肿迁延日久，脏腑功能失常，气机失于流畅，血行迟缓，形成瘀滞，即所谓久病入络，久病属瘀也。气阴两虚夹湿夹瘀是该患者的证候特征。方药中以黄芪为君，《神农本草经》言生黄芪性虽温补，而能疏通血脉、通行经络、祛风运毒、生肌长肉。现代研究表明，黄芪具有减轻肾损伤、保护肾功能的作用。洪教授大剂量运用黄芪；配伍女贞子、旱莲草等以养阴益气；樱子、芡实二味药相配伍，为《洪氏集验方》水陆二仙丹金，二药相须为用，既能益肾敛阴，又可涩肠固脱。同时洪教授强调，如遇大量蛋白尿，则要考虑风湿内扰于肾，可加用汉防己、徐长卿等祛风除湿。

此外，洪教授在肾脏病的治疗中非常重视调理脾胃。调理脾胃法包括补益、调气、化湿、降浊等方法，根据患者的证候表现将其贯穿在治疗始终，在不同的阶段既可以作为主要的治疗方法，也可以作为辅助治疗。在治疗肾脏病时往往会应用"祛风除湿""清利湿热""活血逐瘀"之品或应用免疫抑制剂，会在不同程度上损伤胃气，故施以祛邪之法的同时一定勿忘护胃，如洪教授常佐以生薏苡仁、焦山楂、炒麦芽、炒谷芽、红枣等和胃补中之品。同时，在胃气充足、正气充沛的前提下，祛实邪之品才能更好地发挥作用，达邪外出。另外，肾病的治疗是个漫长的过程，在整个病程中当一个阶段的邪实证被祛除后疾病会有相对的缓解，此时可以根据病情的轻重酌情考虑间歇或暂停服中药，使脾胃得以适当休息、调整。

案例 2

刘某，女，82 岁。2017 年 6 月 20 日初诊。

主诉：反复双下肢浮肿 2 年，再发 1 周。

患者 2 年来双下肢反复水肿，消长不已。近一周再次复发，膝以下甚，按之凹陷不起，尿量减少，腰酸冷痛，四肢冷，怯寒神疲，面色苍白，无心悸胸闷，无腹大胀满等。否认糖尿病，血压经药物控制在（140～150）/65mmHg。查尿常规示尿蛋白（-）。舌质淡胖，苔白，脉沉迟无力。

中医诊断：水肿。

辨证：脾肾阳虚。

治法：温肾助阳，化气行水。

方药：生黄芪 30g，生晒参 9g，生白术 15g，附子 5g（先煎），防己 10g，丹参 30g，葶苈子 10g，茯苓皮 30g，葫芦壳 30g，五味子 10g，炒麦芽 30g，炒谷芽 30g，炙甘草 6g，共 7 剂。

2017 年 6 月 27 日二诊：下肢水肿较前明显好转，仍有轻度浮肿，畏寒怕冷症状依旧，舌质淡胖，苔白根厚腻，脉沉迟无力。上方去葶苈子、葫芦壳，加苍术 10g，炒薏苡仁 30g，陈皮 10g，继续服用 2 周，水肿消除。

按语：水肿是由水液代谢失常引起的病证。病因有风邪袭表、疮毒内犯、外感水湿、饮食不节及禀赋不足、久病劳倦。病机为肺失通调、脾失转输、肾失开阖、三焦气化不利。洪教授认为水肿病位在肺、脾、肾，而关键在肾。临床辨证要以阴阳为纲，分清病因、病位，还须注意寒热、虚实的错杂与转化。洪教授临床应用上遵循阳水应多发汗、利水或攻逐，以祛邪为主，同时配合清热解毒、健脾理气等法；阴水应温肾健脾，以扶正为主，同时配以利水、养阴、活血、祛瘀等法；对于虚实夹杂者，或先攻后补，或攻补兼施，须视病情的性质、轻重、转变趋势而灵活应用。

洪教授提倡首重补肾，脾肾双补。"五脏之伤，穷必及肾"，在治疗肾虚水肿时首重补肾，强调以肾为本，维护肾气，培补先天肾阴肾阳。老年患者多以脏腑功能不足、气血阴阳失调为主，其病机涉及五脏，又以脾肾两脏为主。《景岳全书》中曰："脾非先天之气不能化，肾非后天之气不能生也。"脾肾两脏在病理上相互关联，脾虚可使肾虚，肾虚亦可导致脾虚，最终形成脾肾俱虚之征象。《医学辑要》云："是知脾肾二脏皆为根本，不可偏废。古人或谓补脾不如补肾者，以命门之火可生脾土也，或谓补肾不如补脾者，以饮食之精自能下注于肾也。凡脾弱而肾不虚者，则补脾为亟。肾弱而脾不虚者，补肾为先。若脾肾两虚，则并补之。"由此，此病证为水肿阴水，应以扶正为主，生黄芪、生晒参、生白术、附子健脾温肾，同时配以葶苈子、茯苓皮、葫芦壳利水；丹参、五味子以养阴、活血祛瘀。

与其同时，要重视调理脾胃。洪教授强调胃气直接关系到人体正气的强弱，影响人体的防病抗病能力。洪教授常言，补益用方需依赖肠胃的吸收，脾的运化方面发挥应用功效。由此多使静药（人参、白术之类）与动药（麦芽、谷芽之类）相结合，做到补而不腻，避免"虚不受补"。

第十五节　郁证

案例 1

邹某，女，25 岁。2015 年 6 月 6 日初诊。

主诉：心情抑郁，寐多梦扰 1 个月。

患者近 1 个月来，自觉易上火，即便是在未食用任何辛辣之物的情况下，也容易出现上火的症状。心情抑郁，寐多梦扰，次日能清晰地回忆起昨夜梦境种种。易怒，常因小事耿耿于怀，与亲戚、朋友间关系紧张。经前乳房胀痛，以叹息为快。时感头晕，疲劳后尤为显著。大便正常，一日一行，颜面部发小疖，色红，胃纳尚可，苔白薄，舌暗红，脉细。

中医诊断：郁证。

辨证：气郁化火。

治法：解郁清热，化湿安神。

方药：越鞠丸加减。苍术 15g，焦山栀 10g，绵茵陈 30g，连翘 15g，制香附 10g，玫瑰花 10g，川芎 10g，菊花 10g，钩藤 20g，酸枣仁 20g，知母 10g，合欢皮 30g，清甘草 5g。共 7 剂，水煎至 300mL，每次 150mL，分 2 次温服。

2015 年 6 月 13 日复诊：睡眠症状好转，抑郁仍有。治拟原法出入：上方加柴胡 6g，炒白芍 10g。继进 7 剂，此后随症加减，症状日渐好转。

按语：郁证是由于情志不舒、气机郁滞所致，以心情抑郁、情绪不宁、胸部满闷、胸胁胀痛，或易怒易哭，或咽中如有异物梗塞等为主要临床表现的一类病证。根据郁证的临床表现及其以情志内伤为致病原因的特点，主要见于西医学的神经衰弱、癔症及焦虑症等。郁者，滞而不通之意。《素问·六元正纪大论》首先提出"木郁达之"。达者，通畅之意。后世许多医家沿袭《黄帝内经》之旨，对郁证的病证、病机进行过较详细的论述。如汉代张仲景创养心润燥缓急的甘麦大枣汤治"脏躁"，开结化痰降逆的半夏厚朴汤治"梅核气"。又如元代的朱丹溪创"六郁"之说，指出"气血冲和，万病不生，一有怫郁，诸病生焉。故人身诸病，多生于郁"。朱氏所制的六郁汤、越鞠丸垂范至今。

洪老认为郁证的发生主要病机为肝失疏泄、脾失健运、心失所养。虽与三脏关系密切，但总以气郁为主要病变。由气及血，则为血郁；气有余便是火，即是火郁；气失周流，滞而留湿，聚而成痰，即是湿郁、痰郁；气滞痰湿不化，脾运失司，食入难化，则为食郁。故郁证之治，当以疏通气机为总则，诚如《证治汇补·郁证》所云："郁病虽多，皆因气不周流，法当顺气为先。"

本案以心情抑郁、夜多梦扰为主症，兼见面部小疖，舌暗红，脉细，乃气郁不达，化火扰神之象。首诊治从丹溪法，以越鞠丸为基本方，取制香附、苍术、川芎、焦山栀分消气、湿、血、火郁，乃本方之主体。酸枣仁、知母、川芎之组合，乃取酸枣仁汤之义，酸枣仁补养，知母清滋，川芎散郁。佐以合欢皮、玫瑰花解郁安神；茵陈、连翘化湿清热；菊花、钩藤清利头目，亦能透解郁热。药后睡眠症状好转，抑郁仍有，二诊取前法再进一步，加柴胡、白芍，遂肝之用，柔肝之体。此后随症加减，病趋坦途，症状日渐好转。

案例 2

何某，女，24 岁。2013 年 10 月 26 日初诊。

主诉：喉间有痰，异物感 2 个月。

患者近 2 个月来，总觉喉间有痰，有异物感，不易咳出。每遇工作强度大，精神焦虑时，喉间异物感更为明显。曾行喉镜等相关检查，无异常。痰色白，平素手足冷，运动后四肢暖和，不久旋即转凉，入冬尤甚，暖水袋不离手，久居空调房中。经来先后无定期，色深或夹血块。胃纳不佳，二便尚调，舌质红，苔薄白，脉弦细。

中医诊断：梅核气。

辨证：肝气郁结。

治法：疏肝理气，健脾化痰。

方药：柴胡疏肝散加减。柴胡 10g、炒白芍 15g、炒枳壳 10g、桔梗 10g、制半夏 10g、陈皮 10g、炒甘草 5g、炒当归 10g、制香附 10g、川芎 6g、玫瑰花 10g、炒白术 15g、茯苓 10g。共 7 剂，水煎至 300mL，每次 150mL，分 2 次温服。

2013 年 11 月 2 日二诊：患者症状减轻，喉间有痰减少，异物感不明显，手足仍冷，舌质红，苔薄白，脉弦细。治拟原法出入：上方川芎改用 10g，加赤芍 15g。再服 7 剂。

2013 年 11 月 9 日三诊，患者症状明显减轻，舌质红，苔白，脉细略弦。上方再进 7 剂而愈。

按语：梅核气，多因情志不遂、肝气瘀滞、痰气互结、停聚于咽所致，以咽中似有梅核阻塞、咯之不出、咽之不下、时发时止为主要表现。临床中以咽喉有异常感觉、但不影响进食为特征。

　　洪老治疗此病多从以下两个方面入手。①化痰解郁法。适用于患者自觉咽喉有异物梗塞感，咽之不下、咯之不出，或上下游走不定，或于某处固着不动。症状轻重变化频繁而无规律，对饮食无影响，一般在进食、工作、学习、谈笑等精神移注他处时，异物梗阻症状明显减轻乃至消失。多见于中年女性。不少患者情绪欠稳定，恐癌多疑。舌苔多见白腻，脉象多见沉弦滑。药用半夏、青皮、陈皮、厚朴、茯苓、苏梗、旋覆花、佛手、枳壳等。②疏肝理气法。适用于患者胸胁满闷或疼痛，或乳房及少腹胀痛，善太息，嗳噫频作，食纳呆滞，或咽中如物梗阻，吞吐不利，或见颈项瘿瘤，情志抑郁，腹部积聚，月经不调，甚或闭经，苔薄，脉弦。药用柴胡、赤芍、炒白芍、川芎、枳壳、香附、陈皮、郁金、佛手、炙甘草等。

　　本案何某喉间有痰，异物感，不易咳出，手足冷，纳谷欠馨，乃肝郁脾虚、痰气互结之象。故取疏肝理气健脾化痰之法，以柴胡疏肝散、二陈汤合而主之。方中柴胡、炒白芍、炒枳壳、香附、川芎、当归、玫瑰花疏肝理气和血；炒白术、半夏、陈皮、茯苓、炒甘草健脾化痰。桔梗，味苦、辛，具宣肺、利咽、祛痰之效，携诸药上行咽喉，行舟楫之用，亦是本案点睛之笔，不可删减之品。

第十六节　乳癖

案例 1

戚某，女，42 岁。2013 年 12 月 20 日初诊。

主诉：乳胸胀痛 3 个月。

患者近 3 个月来，乳胸胀痛，经前尤甚，痛不可触。既往有乳腺小叶增生，月经不畅，或痛经，色深，淋漓十余日方尽。平素工作压力大，饮食不规律，饥饱失常，体重不稳定。患者个性善思多虑，常因小事萦绕心头，难以释怀。口干，喜饮凉品。胃镜检查示慢性浅表性胃炎。苔白薄，舌质暗，脉细带弦。

中医诊断：乳癖。

辨证：肝气郁结。

治法：疏肝理气调经。

方药：逍遥散加减。柴胡 10g，炒白芍 15g，炒当归 10g，茯苓 10g，炒白术 15g，制香附 10g，青皮 10g，陈皮 10g，娑罗子 10g，路路通 15g，炒丹皮 15g，天花粉 30g，清甘草 5g。共 7 剂，水煎至 300mL，每次 150mL，分 2 次温服。

2013 年 12 月 27 日二诊：患者药后胸乳胀好转，咽不适，仍有恶心，苔白薄。治拟原法出入：上方去天花粉、路路通、娑罗子，加姜半夏 10g，茯苓 15g，鸡内金 20g。共 7 剂，经随访，诉症状皆好转。

按语：乳癖是以乳房有形状大小不一的肿块伴疼痛，且疼痛与月经周期相关为主要临床表现的乳腺组织良性增生性疾病。多发生于 30～50 岁妇女。本病临床表现及特点与西医学乳腺囊性增生症基本相同。本病一般由于情志不遂或受到精神刺激，导致肝气郁结，气机阻滞，思虑伤脾，脾失健运，痰浊内生，肝郁痰凝，气血瘀滞，阻于乳络而发；或因冲任失调，上则乳房痰浊凝结而发病，下则经水逆乱而月经失调。

本案乳腺小叶增生，时有乳胸胀痛，月经不畅，淋漓不尽，多思虑，苔白薄，舌质暗，脉细带弦，乃气滞血瘀之象。气分郁滞为主为因，血分有瘀为次为果。治疗取逍遥散为主方化裁。方中柴胡、制香附、青皮、娑罗子、路路通疏肝散结通络；白芍、当归、炒丹皮养血化瘀；颇多思虑，气结于中，损伤脾土，暗耗心血，故取白术、茯苓、陈皮、炒甘草健运中焦。天花粉，甘、微苦、微寒，可清热泻火、生津止渴、消肿排脓，既针对口干而设，又兼顾乳癖之证治。二诊因恶心未除，故暂去天花粉、路路通、娑罗子，增和胃运脾之姜半夏、茯苓、鸡内金。

案例 2

项某，女，30 岁。2014 年 7 月 25 日初诊。

主诉：乳胸胀痛 3 个月。

患者近 3 个月来，乳胸胀痛，经前尤显，痛不可触。急躁易怒，与人交流稍有言语冲撞即勃然大怒，与单位同事及亲朋好友间相处不甚融洽。夜寐欠酣，乱梦纷纭，或入睡困难，或眠而易醒，醒后难以再眠。月经来潮，或提前，或错后，或夹血块。大便偏干，间日一行，需借助富含膳食纤维的水果通便，苔薄舌淡，脉细弦。

中医诊断：乳癖。

辨证：肝气郁结。

治法：疏肝利气调经。

方药：柴胡疏肝散加减。柴胡10g，赤芍15g，炒白芍15g，炒当归10g，制香附10g，郁金15g，青皮10g，陈皮10g，炒枳壳10g，路路通10g，娑罗子10g，瓜蒌仁30g，清甘草5g。共7剂，水煎至300mL，每次150mL，分2次温服

2014年8月1日二诊：患者药后乳胸胀痛未作，苔薄舌淡暗，脉细弦稍软，大便每日一次。治以原法出入：上方去陈皮，加川芎6g。共7剂。

2014年8月8日三诊：患者近胸胀痛未作，但有腰酸，经量少，苔薄白，舌偏暗，治以补肾养血、和血助运之法。方药用归芍地黄丸加减：熟地黄30g，萸肉10g，怀山药15g，茯苓10g，炒当归10g，菟丝子15g，怀牛膝15g，女贞子20g，川芎10g，陈皮10g，炒谷麦芽30g，生山楂15g。共7剂。

2014年8月15日四诊：患者近喜睡，但入睡后多梦扰，大便偏干，纳好转。经将至，但近胸部未见胀痛，苔薄舌暗，脉细稍弦。治以原法出入：上方去生山楂、炒麦芽、炒谷芽，加首乌藤15g，柏子仁15g，娑罗子10g。共7剂。

后随访，诸症好转。

按语：归芍地黄汤出自《症因脉治》，具有养血滋阴之功效。本方由六味地黄丸加当归、白芍而成，主治肝肾阴虚、肝不藏血、复因外感所致的吐血、脉芤而涩者。方以六味地黄丸滋补肝肾、养血凉血为主，加当归养血活血柔肝，白芍补肝敛阴、平抑肝阳。

治疗分标本、缓急、主次，随证灵活加减。本案前后四

诊。初诊以经前乳胸胀痛为主，兼有大便干，间日一行。胸部为肝经之分野，且脉细而弦，此病案以阴血不足为本，以肝气拂郁为标。故先拟定疏肝利气调经之治法。方取柴胡疏肝散化载，柴胡、制香附、郁金、青皮、娑罗子解肝气之郁滞，先解标之急；赤芍、炒白芍、炒当归柔肝缓急养血以治本。瓜蒌仁，甘、微苦，寒。质润，上能宽胸散结，下能滑利肠腑。《校注妇人大全良方》所载神效瓜蒌散，即以瓜蒌为主药，配合活血行气止痛之品治胸乳之疾。二诊时前药有效，药后乳胸胀痛未作，舌淡而暗，故易陈皮为川芎，气血兼顾。三诊时服前药后胸胀痛未作，平素经量少，腰酸。肝气郁滞之标已解，阴血不足之本显露，故转从补肾养血助运之法。方取熟地黄、萸肉、怀山药、菟丝子、怀牛膝、女贞子补肾；当归、川芎养血；陈皮、炒谷芽、炒麦芽健脾助运；先天得补，后天得助。生山楂，兼顾气血，入气分以助脾运，入血分以祛瘀生新，实为全方点睛之笔。四诊时夜多梦扰，大便偏干。阴血不足，上不奉心养神，下不濡润肠腑，故前方略作删减，加首乌藤养血安神，柏子仁养心润肠。

第十七节　消渴

案例 1

陈某，男，62 岁。2014 年 1 月 4 日初诊。

主诉：血糖偏高 10 年，伴肢体麻木 3 个月。

患者糖尿病病史 10 年余，近 3 个月伴见肢体麻木不舒，上肢较下肢更明显。腰背酸楚，尿频，夜甚于昼。不注意忌口，喜精细面食，零食饮料。运动量少，每日步行总数不足 1000 步。口干，喜冷饮。现服用"格列齐特"，血糖仍未控制在标准范围内，苔薄中稍白，脉细弦。

中医诊断：消渴病（下消）。

辨证：肾阴不足，脉络瘀滞证。

治法：滋肾和血通络。

方药：六味地黄丸加减。生地黄 15g，熟地黄 15g，山萸肉 10g，怀山药 30g，茯苓 10g，丹皮 10g，玄参 20g，生葛根 30g，地龙 15g，天花粉 30g，丹参 30g，玉米须 30g。共 7 剂，水煎至 300mL，每次 150mL，分 2 次温服。

2014 年 1 月 11 日二诊：昨日测血糖 6.9mmol/L，肢体麻木有减，小便频、欠畅，追问病史诉其既往有前列腺增生，苔白薄，脉细弦。治拟原法出入：上方加金樱子 30g。续服 21 剂，血糖降至正常，肢体麻木感基本消失。

按语：消渴病以多饮、多尿、多食及消瘦、疲乏、尿甜为主要特征。是主要病变部位在肺、胃、肾，基本病机为阴津亏耗、燥热偏盛。消渴病日久，病情失控，则阴损及阳，热灼津亏血瘀，而致气阴两伤，阴阳俱虚，脉络瘀阻，经脉失养，气血逆乱，脏腑器官受损而出现疖、痈、眩晕、胸痹、耳聋、目盲、肢体麻疼、下肢坏疽、肾衰水肿、中风昏迷等兼证。

六味地黄丸，方中重用熟地黄，可滋阴补肾、填精益髓，为君药。山萸肉补养肝肾，并能涩精；山药补益脾阴，亦能固精，共为臣药。三药相配，滋养肝脾肾，称为"三补"。但熟地黄的用量是山萸肉与山药两味之和，故以补肾阴为主，补其不足以治本。再配伍泽泻利湿泄浊，可防熟地黄之滋腻恋邪；牡丹皮清泄相火，并制山萸肉之温涩；茯苓淡渗脾湿，并助山药之健运。此三药为"三泻"，可渗湿浊、清虚热，平其偏胜以治标，均为佐药。六味合用，三补三泻，其中补药用量重于"泻药"，是以补为主；肝脾肾三阴并补，以补肾阴为主，这是本方的配伍特点。

本案陈某患病多年，以尿频、口干为主症，综合病程及症状，当属"下消"范畴。《仁斋直指方论》有言"真水不竭，安有所谓渴哉"。朱丹溪《丹溪心法》提出"上消、中消、下消"之名，并列有用白虎加人参汤清法治上消，用调胃承气汤下法治中消，用六味地黄丸补法治下消的三消分治之法，对后世影响颇深。洪老治下消，多宗朱氏之说，取六味地黄丸灵活化裁治之。本案取生地黄、熟地黄、山萸肉、怀山药、玄参滋肾补水；天花粉、葛根清热生津止渴；茯苓、玉米须泄浊降糖；肢体麻木，乃久病累及脉络之象，故佐以丹皮、丹参、地龙活血通络。药证相合，颇有效果。

案例 2

项某，女，64 岁。2017 年 5 月 22 日初诊。

主诉：血糖偏高 12 年，排尿不畅 2 个月。

患者有糖尿病史，现服用二甲双胍片。今测空腹血糖 6.8mmol/L，餐后血糖 8.2mmol/L。近 2 个月来患者排尿不畅，尿频，日渐加重，需辅助以护垫，腰背酸楚，下肢静脉曲张。既往有腰椎间盘突出症。胃纳尚可，大便日行 2 次，成形。夜寐尚安。目糊，畏光，常年自行服用芝麻核桃粥、枸杞茶。头皮麻木不舒，需双手用力按摩头皮，方可缓解。舌苔薄白，脉细弦。

中医诊断：消渴病。

辨证：肝肾不足，脉络瘀滞。

治法：补肝肾，通脉络。

方药：杞菊地黄丸加减。生地黄、熟地黄各 15g，山茱萸 10g，山药 15g，牡丹皮 10g，茯苓 10g，泽泻 10g，金樱子 30g，枸杞子 20g，菊花 15g，生葛根 30g，地龙 15g，地锦草 30g。共 7 剂，水煎至 300mL，每次 150mL，分 2 次温服。

2017 年 5 月 29 日复诊：患者症状较前略好转，此后随症加减治之，调理 1 个月，症状明显改善。

按语：肾主水。尿液的生成和排泄都必须依赖于肾气的作用，只有肾气的蒸化功能发挥正常，肾阴、肾阳的推动和调控作用协调，膀胱开合有度，尿液才能正常地生成和排泄。肝开窍于目。足厥阴之脉连目系，肝之精血充足，肝气调和，目才能正常发挥其视物辨色的功能。

本案项某，目糊、排尿不畅，乃肝肾不足，失其所司之象。阴虚于下，虚阳上扰清窍，故见头麻木不舒。洪老拟定补肝肾、通脉络之法，取杞菊地黄丸加味。方中以六味地黄汤大补肝肾之阴，加枸杞、入肝经，补肝之阴血，菊花亦入肝经，且有轻清上浮之性，引诸药上濡于目。葛根清热生津，地龙平肝息风、疏通脉络，地锦草清热降糖。佐以金樱子，与茯苓、泽泻合为通涩互施之法，辅助肾之开合。药证合拍，获效自在意料之中。

案例 3

严某，男，60 岁。2014 年 3 月 14 日初诊。

主诉：血糖偏高 8 年，双下肢灼热 3 个月。

患者经他院诊为糖尿病已 8 年，四肢痛风石形成，血尿酸正常。现服用二甲双胍片，血糖基本控制。近 3 个月来伴见双下肢灼热、皮色红、轻微肿胀、触之灼手。夜寐不安，辗转反侧，难以入睡。胃纳尚可，平素不注意忌口，喜肥甘厚味、生冷海鲜，无酒不欢。大便日行一次，成形。舌淡苔薄白，脉弦细。

中医诊断：消渴病。

辨证：阴虚血瘀。

治法：滋阴清热，活血通络。

方药：丹参 30g，葛根 30g，桑枝 30g，地龙 15g，地骨皮 20g，首乌藤 30g，酸枣仁 30g，知母 10g，远志 10g，川牛膝 10g，地锦草 30g。共 7 剂，水煎至 300mL，每次 150mL，分 2 次温服

2014 年 3 月 28 日二诊：症状同前。治从前法出入：上方加赤芍 15g，生地黄 30g，改地骨皮 30g。共 7 剂。

2014 年 4 月 11 日三诊：患者下肢灼热有减，但上肢麻木仍存，舌苔白，舌质暗。上方去知母，继续治疗 1 月，诸症

好转。

　　按语：本案严某，糖尿病史，四肢痛风石，兼见夜寐不安、双下肢灼热，乃瘀热互结之象。瘀热上扰心神，而见夜寐不安；瘀热下痹关节，而见下肢灼热；瘀热流注经络，而见痛风石形成。故治当从分消瘀热法。方药取地骨皮、知母、地锦草、桑枝、葛根清热通络；丹参、首乌藤、地龙、川牛膝活血通络；其中，桑枝偏行上肢，川牛膝偏走下肢，上下协同，贯通周身脉络。酸枣仁养心体，远志宣心窍，乃洪老辨治失眠的常用药对。

第十八节　汗证

案例 1

祝某，男，31 岁。2014 年 3 月 29 日初诊。

主诉：反复盗汗加重 3 个月。

患者易盗汗，近 3 个月来日益严重。体型肥胖，喜食肥甘厚腻，经常熬夜，生活作息不规律。血压 150/90mmHg。甘油三酯 3.47mmol/L。夜寐欠酣，多梦扰。大便日行 2 次，不成形，矢气臭秽。头皮油腻，脱发。口腔溃疡频发。舌质偏红，舌苔偏白，脉弦带滑。

中医诊断：盗汗。

辨证：阴虚湿热。

治法：滋阴清热，祛湿止汗。

方药：当归六黄汤加减。黄连 5g，炒黄芩 10g，炒当归 10g，黄芪 24g，生地黄 18g，苡仁 30g，茵陈 30g，茯苓 20g，炒白术 15g，陈皮 6g，清甘草 5g。共 7 剂，每日 1 剂，水煎至 300mL，每次 150mL，分 2 次温服

2014 年 4 月 5 日二诊：诉药后盗汗明显好转，舌质偏红，苔薄白，脉弦滑。效不更方，再进 7 剂以巩固疗效。

按语：肾主五液，入心为汗。由于房事不节，房劳过度，亡血失精，或久病伤阴，素体阴虚，肾液不足，虚火内生，迫

津外泄故潮热盗汗，虚烦少寐，头昏耳鸣，舌红少苔，脉细等。《医宗必读》云："肾阴衰不能内营而退藏，则内伤而盗汗。"治宜滋阴降火。

本例盗汗素体阴虚火旺、湿热内蕴，治疗当以滋阴泻火、清热祛湿、固表止汗。肾阴亏虚不能于心火，虚火伏于阴分，助长阴分伏火，迫使阴液失守而盗汗；虚火上炎，舌红，脉弦带滑，皆内热之象。取当归六黄汤加减。当归六黄汤出自《兰室秘藏》，具有清虚热、滋阴泻火、固表止汗之功效。主治阴虚火旺所致的盗汗。当归养血增液，血充则心火可制；生地黄滋补肾水。二药合用，使阴血充则水能制火。以黄连清泻心火，合以黄芩泻火除烦，清热坚阴。热清则火不内扰，阴坚则汗不外泄。汗出过多，导致卫虚不固，又以黄芪为佐以益气实卫以固表，亦可以固未定之阴，且可合当归以益气养血。更取薏苡仁、茯苓、茵陈清热渗湿，白术、陈皮健脾祛湿，使湿去则热孤，阴液得固，盗汗可愈。

案例 2

胡某，男，45 岁。2015 年 3 月 13 日初诊。

主诉：反复自汗、盗汗 1 个月。

患者有高血压病史，服降压药后血压基本控制在正常水平。偶有头晕，颈强不舒，手麻，目糊。近 1 个月来反复自汗、盗汗，时感乏力，动辄尤甚。今测血压 132/82mmHg，空腹血糖 7.8mmol/L。平素喜喝冰饮。心电图示频发房早，伴 ST-T 改变。胃纳尚可，大便日行二次，偏溏。苔薄白，舌质暗红，脉细稍弦。

中医诊断：汗证。

辨证：气阴两虚。

治法：益气养阴敛汗。

方药：生脉饮合牡蛎散加减。太子参15g，北沙参15g，五味子10g，麦冬10g，山药30g，炒薏苡仁30g，龟甲20g（先煎），糯稻根30g，稽豆衣15g，瘪桃干15g，煅牡蛎30g，浮小麦30g，地锦草30g。共7剂，水煎至300mL，每次150mL，分2次温服。

2015年3月20日复诊：患者出汗情况较前有所控制，上方加减再进28剂，经随访，汗出异常已瘥。

按语：汗证是由于阴阳失调、腠理不固，而致汗液外泄失常的病证。一般而言，自汗多属气虚不固，盗汗所属阴虚内热。

生脉散出自《医学启源》，具有益气生津、敛阴止汗之功效。主治温热、暑热、耗气伤阴之症。症见汗多神疲、体倦乏力、气短懒言、咽干口渴、舌干红少苔、脉虚数等。方中人参甘温，可益元气、补肺气、生津液，故为君药。麦门冬味甘，性寒，可养阴清热、润肺生津，故为臣药。人参、麦冬合用，则益气养阴之功益彰。五味子酸温，可敛肺止汗、生津止渴，为佐药。三药合用，一补一润一敛，益气养阴，生津止渴，敛阴止汗，使气复津生，汗止阴存，气充脉复，故名"生脉"。

牡蛎散出自《太平惠民和剂局方》，具有敛阴止汗、益气固表之功效。主治体虚自汗、盗汗。症见常自汗出，夜卧更甚，心悸惊惕，短气烦倦，舌淡红，脉细弱等。《素问·阴阳应象大论》云："阴在内，阳之守也；阳在外，阴之使也。"卫气不固，则表虚而阴液外泄，故常自汗出；夜属阴，睡时卫阳入里，肌表不固，加之汗出过多，心阴不足而阳不潜藏，故汗出夜卧更甚；汗出过多，不但心阴受损，亦使心气耗伤，故心悸惊惕、短气烦倦。治宜敛阴止汗、益气固表。方中煅牡蛎咸涩，微寒，可敛阴潜阳、固涩止汗，为君药。生黄芪味甘微温，可益气实卫、固表止汗，为臣药。君臣相配，为益气固表、敛阴潜阳的常用组合。麻黄根甘平，功专收敛止汗，为佐药。小麦甘凉，专入心经，可养气阴、退虚热，为佐使药。

本例胡某以自汗、盗汗为主症，乃气阴两虚之象。洪老取益气养阴敛汗之法，生脉散合牡蛎散主之。汗为心之液，由精气所化，不可过泄。故取太子参、北沙参、五味子、麦冬、龟甲益气养阴治本，糯稻根、稽豆衣、瘪桃干、煅牡蛎、浮小麦敛汗固涩治标；营卫之气出中焦，汗出异常亦会损及营卫之气，故辅之以山药、炒薏苡仁益气补中，充实营卫之气。薏苡仁炒用，尚能实便。地锦草清热降糖，乃洪教授辨治糖尿病所习用之品。

第十九节　腰痛

案例1

徐某，女，40岁。2012年11月5日初诊。

主诉：间断腰部疼痛2年，伴右腿放射性疼痛。

患者于2010年因劳累而出现腰部不适，未加注意，后腰痛加重，并伴右腿放射性疼痛，活动不利，无法坚持工作。病初服用"扶他林"止痛药尚可收效，疼痛稍缓，但疗效不巩固。天气变化时尤甚，身体酸胀，查类风湿指标和风湿指标正常。近日疼痛加重，依旧法无效而就诊。余一般情况可，舌红，苔薄，脉弦细。

查体：脊柱生理弯曲存在，腰部活动受限，第4、第5腰椎右侧压痛（＋），轻度放射痛，右臀及大腿后侧沿坐骨神经走行压痛，直腿抬高试验右侧阳性。

辅助检查：腰椎MRI示腰4、腰5椎间盘突出，椎神经轻度受压。

中医诊断：腰痛。

辨证：气滞血瘀。

治法：行气活血，疏通经络。

方药：桑寄生15g，独活10g，秦艽15g，威灵仙30g，防风10g，茯苓15g，木香10g，炒当归10g，赤芍10g，炒白芍 10g，川芎 10g，杜仲 15g，牛膝 15g，补骨脂 10g、炒甘草 10g。共 7 剂，水煎剂，每日 1 剂。

患者服药 2 剂后，症状减轻，再连续服药 2 周，症状基本消失。

按语：腰痛是一种严重危害人体健康的常见病、多发病。病因以外邪侵袭、体虚年老、跌仆闪挫为主。病机为邪阻经脉，腰府失养。病位在肾，与经脉相关。病理因素主要为瘀血、气滞、痰积等。洪教授认为治疗腰痛应当以"辨证"和"辨病"相结合，相互印证，遣方用药，提高疗效。其中，腰椎间盘突出症是一种较常见的顽固性腰腿疼病。本病多因劳累过度，跌扑扭闪，外感风寒湿邪，致邪留经脉——督脉、足太阳膀胱经，两经气血运行失调所致。洪老在临床中注意到骨伤科疾病多由于血瘀气滞，外伤、邪热、寒凝、痰湿阻遏、气郁不畅可致血瘀内结。血亏气弱，血气运行不畅亦可致血瘀。故而在骨伤科疾病治疗中，应根据其不同的病因、病情而应用活血法为主，并结合其他方法进行辨证审情施治。

同时，洪教授指出久病腰痛则为肾气本虚，风、寒、湿三邪气杂至，寒湿留着腰部，故腰腿痛。正如《素问·痹痛论》说："风寒湿三气杂至，合而为痹也。其风气胜者为行痹，寒气胜者为痛痹，湿气胜者为著痹。"《诸病源候论》云："肾气不足，受风邪之所为也，劳伤则肾虚，虚则受于风冷，风冷与真气交争，故腰脚疼痛。"从辨证来看，属本虚标实之证，治宜扶正祛邪，标本兼顾。此病例以健脾补肾、温经通脉为组方原则。重用独活为君，独活辛苦，微温，善治伏风，除久痹，且性善下行，以祛下焦与筋骨间的风寒湿邪；佐入桑寄生、杜仲、牛膝以补益肝肾而强壮筋骨，且桑寄生兼可祛风湿，牛膝尚能活血以通利肢节筋脉，肝充则筋健，肾充则骨强；当归、川芎、白芍养血和血，茯苓、甘草健脾益气，以上诸药合用，具有补肝肾、益气血之功。纵观全方，以祛风寒湿邪为主，辅以补肝肾、益气血之品，邪正兼顾，祛邪不伤正，扶正不留邪。

案例 2

何某，女，40 岁。2014 年 1 月 10 日初诊。

主诉：全身畏寒，腰痛乏力 3 个月。

患者 3 个月前因用力不当致腰痛不适，腰部空痛，此后未经注意，反复发作，大便黏滞，寐欠安。月经量少，舌苔白，脉细沉。甲状腺功能指标正常。胃纳可，夜寐欠安，大便糖稀，夜尿多，2～3 次/夜。腰部 CT 示腰椎无异常。

中医诊断：腰痛。

辨证：脾肾亏虚。

治法：健脾补肾，温经通脉。

方药：桑寄生 15g，炒杜仲 15g，肉苁蓉 10g，补骨脂 15g，黄芪 30g，党参 30g，炒当归 12g，炒白术 15g，茯苓 15g，炒白芍 15g，桂枝 6g，丹参 30g，大枣 3 枚，北细辛 3g，牛膝 10g，炒甘草 6g。共 7 剂。

2014 年 1 月 17 日二诊：患者腰痛减轻，但有鼻部少量出血。守方去补骨脂、肉苁蓉、细辛、大枣，加酸枣仁 30g，远志 10g，党参用量减至 20g。共 7 剂。盖气足则血旺，而运行有力。嘱服 4 周，调理 4 周后，患者痊愈。

按语：此患者由于劳累过度，耗伤腰部脉络，损及肌腠，积蓄成瘀，气血瘀滞不行，而出现"不通则痛"的症状，病初瘀阻源于气滞，振奋经气（如针刺及止痛药）可收效。瘀阻渐重，单纯上述方法难以奏效，治疗应疏导之，以行气活血、疏通经络法。洪教授认为此类疾病多由内伤引起为多，常见的病症有坐骨神经痛、神经根炎、腰背肌纤维组织炎等。无论是突然的强烈刺激，或者是长期持久的刺激，都可引起脏腑气血功能的紊乱，导致气滞血瘀而发生病变。治疗应本着"气为血帅，气行则血行"的原则，选用行气活血药物治疗可收卓效。特别是单纯应用活血药效果不佳时，加入理气药，每能收到满意疗效。

方中取杜仲、桑寄生其滋养肝肾之功为君，黄芪、四君子为臣以增强健脾之力；配补骨脂、苁蓉之温经散寒宣痹。此患者辨证属于脾肾亏虚，气虚和阳虚较为明显，用药后仍然出现了少量血热妄行的流血现象，仔细查看用药中温热药用量不大，药性也不猛。因此在用温药的过程中，一定要少量缓行，酌情增加，适可而止。

第二十节　淋证

案例 1

陈某，女 70 岁。2017 年 10 月 13 日初诊。

主诉：反复少腹胀痛伴尿频、尿痛。

患者反复尿路感染多年，近期复发。目前诉少腹部有胀感，小便短数不爽，频数刺痛，淋漓不尽，用过多种抗菌药物治疗，尿检仍有白细胞，情况未见好转，另伴腰酸不适，大便秘结，纳呆。舌暗红，苔薄腻，脉细弦。既往史：糖尿病、高血压病史多年，血糖控制欠佳。尿常规：白细胞 10/HP，镜检白细胞（+++）。

中医诊断：热淋。

辨证：湿热蕴阻下焦，气机不畅。

治法：清利湿热，疏肝理气。

方药：萹蓄 10g，瞿麦 10g，蒲公英 30g，地锦草 30g，知母 10g，黄柏 10g，牛膝 10g，桑寄生 15g，车前草 30g，茯苓 10g，陈皮 10g，青皮 10g。共 7 剂，水煎服，每日 1 剂。

患者服药 2 周，大便结，小便爽利、次数多，腰酸减轻，但诉偶感心情抑郁，胁肋胀闷。舌暗红，苔薄白，脉弦。再以前方续进，去牛膝、桑寄生加柴胡、香附、枳壳，服药 2 周后情况好转，尿常规正常，症状平稳。

按语：尿路感染的临床表现属于中医的"淋证"（热淋、气淋、劳淋）、"热病"范畴。《证治准绳》云："淋之为病，尝观《诸病源候论》谓：由肾虚而膀胱热故也，膀胱与肾为表里，俱主水，水入小肠，下于胞，行于阴为溲便也……若饮食不节，喜怒不时，虚实不调，则脏腑不和，致肾虚而膀胱热也……肾虚则小便数，膀胱热则水下涩，数而且涩，则淋沥不宣。故谓之为淋。"又谓，"淋病必由热甚生湿，湿生则水液浑，凝结而为淋。"

洪教授指出淋证病因多湿热。由于湿热邪毒侵入膀胱和肾而发病，肾与膀胱表里相连，病邪可由表及里，由膀胱入侵至肾，另一种情况病邪可由肾下传至膀胱。膀胱为湿热之邪蕴阻，致气化失常，水道不利而出现小便频数，淋沥涩痛。腰为肾之府，湿热之邪阻滞经络，气血运行不畅，不通则痛则腰痛或不适；足厥阴肝经脉循少腹，扰阴器，湿热蕴阻，肝经气滞则小腹胀痛或不适，小便淋沥不爽。或兼外感风邪而出现表里同病，或由于邪热蕴积肺胃，以温热病表现为主，尿路症状不明显。洪教授强调本病易于感染，特别女性，若不注意阴部卫生，则易于感染而反复发作；或由于治疗不及时、不彻底，病邪羁留不除而病情迁延不愈，致正气亏虚，出现虚实夹杂病症，正气亏虚或劳累过度，湿热之邪更易侵人；或新感风邪再引发宿疾，邪热灼伤血脉或病久入络而出现尿血、舌紫点或舌暗红等瘀血证。反复运用抗菌药物治疗使病情迁延不愈，增加治疗的难度。此外，在脾肾亏虚、湿热蕴结的基础上，尚与情志失调、肝气郁结相关。

该病例为老年高龄女性，尿路感染反复发作已久，用抗菌素后尿频、尿痛减轻，化验尿白细胞减少，抗菌药物的祛邪作用是肯定的。但患者小腹胀、小便短数不爽等症状仍有，乃用中医药治疗。该病为湿热淋证，阴部为肝经循行，湿热蕴阻下焦，影响肾与膀胱气化功能，且导致肝经气滞血瘀，故除小便频数不爽感，并有少腹胀不适，治以清利湿热为主，佐以疏肝理气，使症状缓解。

洪教授强调清利湿热和疏肝理气是治疗湿热淋的重要治法。药用知母、黄柏、萹蓄、瞿麦、车前草、蒲公英、地锦草以清热利湿；柴胡、枳壳、青皮、陈皮以疏肝理气。洪教授认为女子以肝为先，中老年妇女，肝肾渐亏，湿邪易感难消，反复日久，病情迁延。此患者湿热下注为标，然肝肾不足为本，症剧时治标为先，清热化湿同时予以疏肝理气，治后症情明显好转，之后柔肝益肾、养阴清利为法。

案例 2

李某，女，52 岁。2015 年 2 月 20 日初诊。

主诉：反复尿频、尿急、尿痛 10 余年，伴尿失禁 1 周。

患者反复尿频、尿急、尿痛 10 余年，多以抗菌药物抗感染治疗，症情时轻时重，多在劳累后加重。1 周前因休息欠佳后感腰酸，尿频感发作，就诊于当地卫生院，予以抗感染治疗，症情控制，但仍感小便排解不适。诊见语音低微，面色萎黄，纳差神疲，舌淡苔白，脉细无力，腰酸乏力，夜尿次数 10 余次，上厕慢则稍遗尿于裤中，咳嗽或久立后偶失禁，双下肢不肿，大便干燥。舌尖红，苔薄中光剥，脉细。尿检：红细胞 0～2/HP，白细胞 0～2/HP。

中医诊断：劳淋。

辨证：肾阴亏虚，肾气不固。

治法：滋阴清利，固肾缩尿。

方药：黄芪 30g，生地黄 30g，山茱萸 10g，茯苓 10g，菟丝子 15g，葛根 30g，枸杞 30g，五味子 10g，肉苁蓉 30g，补骨脂 10g，牛膝 15g，丹参 30g，金樱子 30g，桑螵蛸 10g，炙甘草 10g，共 7 剂。

二诊：患者口干尿频、尿失禁症状较前好转，夜尿仍较多，3～5 次/夜，其他一般情况可。继续前方 2 周，加益智仁、覆盆子症状逐步缓解，夜尿减少。

按语：洪老认为此劳淋虽以湿热盘踞为主，但日久导致肾、膀胱、脾阳虚衰，每遇感寒而病情复发或加重，而体现出寒热错杂的特点。膀胱与肾相表里，肾气不足则膀胱气化功能失常，固涩无力，而发为尿频。治疗本病时万不可不经辨证便盲目使用清热利水通淋之剂，尤注重因虚而致本病者，本就是因肾气不足，膀胱气化无力，固摄失司所致，再用清热利湿药物则更易伤肾气，使病情缠绵难愈。方中联用桑螵蛸、金樱子，二者合用具有益肾缩尿、固精之功，常用于治疗肾虚尿频、尿失禁、遗尿等。

此外，洪教授认为中医药在劳淋的治疗中必须强调远期疗效，将防止复发作为劳淋治疗的核心之一。由于病邪侵入而使机体内脏腑功能失常，由此产生各种症状。多数病邪清除后，机体内部脏腑功能即恢复正常，症状可消除；有的则情况不同，若患者正气亏虚，余邪不清，则症状仍有。本病例即是这种情况，治疗一方面扶正，另一方面祛除余邪，调整机体内部平衡，达到邪去正安。

第四章　膏方应用

膏方，是中药的一种剂型，就像我们常见到的丸药、汤药、冲剂、散剂一样，是中药的一种呈现方式。中医里的膏方，亦称膏剂、膏滋，是一种具有营养滋补和治疗预防等综合作用的中药内服制剂，属于中药丸、散、膏、丹等常用剂型之一。膏方是将中药饮片反复煎煮，去渣取汁，经蒸发浓缩后，加阿胶、龟甲胶、鳖甲胶等胶类药物来收膏，再加糖或蜂蜜制成的半流体稠状剂型。这种膏剂具有药物浓度高，体积小，药效稳定，服用方便，口感好，便于携带和长期服用等优点。

好的膏滋药非一般补品可比，这就要求开膏方的医生要有较深厚的中医理论与临床功底，而且对中医方药的配伍理论熟记在心，这样才能根据患者体质的不同与病情的需要，按照中医的理法方药原则开出高质量的膏方。

膏方的处方是医师根据患者体质不同与病情的需要、按照中医的理法方药原则拟就的。由于医生在处方时要综合考虑到既"疗疾"又"补虚"的双重性，因此膏方的中药药味要比通常的处方药味多。

膏方的组成必须充分体现中医辨证论治和理法方药的传统特色，要用中医的基本理论进行辨证分析和指导临床实践，而不是罗列一些症状，头痛治头，脚痛治脚。而且膏方一般由30味左右的中药组成，属大方、复方范畴，且服用时间较长，因此，制订膏方更应注重针对性。所谓针对性，即应该根据患者的疾病性质和体质的不同类型，经辨证后配方制膏，一人一方，量体用药，方能达到增强体质、祛病延年的目的。

第一节 膏方前期准备

由于膏方具有防治结合、全面调理、因人而异、针对性强等特点，深受老百姓青睐。但是要开出一张疗效确切的膏方，并非易事。中医界素有"宁看十人病，不开一膏方"之说。洪老认为，开膏方的疗效，固然取决于医者的中医功底，也离不开必要的前期准备。总结起来有以下几点需要注意。

一、调查先行，掌握病情

洪老设制了一张"膏滋药服用者观察登记表"。开膏方前，必定将此表交给服用者，并嘱其认真填写除外舌象和脉象的栏目。

表格的第一部分，是一般情况登记，包括了姓名、性别、年龄等一般信息。第二部分是主诉，要填写就诊者自觉的主要症状或不适。第三部分设有很多症状以供选择，包括头晕或耳鸣、眼花、心悸心慌、失眠、记忆力减退、乏力、气短、易感冒、动则汗出、痰多、上腹胀闷或痛、胸闷或痛、腰膝酸痛、尿频或夜尿多、潮热或烦热、手脚心发热、毛发易脱、肢麻、性功能减退、情绪低落、焦虑紧张或多愁善感等 32 项。每个人要根据自己的情况选择有或者无，如果是有症状的，还要根据

轻重程度分别用 +、++、+++ 来表示。第四部分也是症状情况，包括形体、面色、口唇色泽、口感、四肢、大便、小便、月经及带下等。第五部分，是个人的嗜好，有无烟、酒、浓茶的喜好，以及口味上有无辛辣、咸、甜的爱好。第六部分则是过敏史，有无服用药物、食物的过敏史，服用其他补益剂有无不良反应等。第七部分针对以往曾服用膏方者，具体记录服用后的疗效和身体反应情况。最后还要由医生填写舌象、脉象、血压等情况。

洪老认为，膏方用药品种多、用量重、疗程长、费用高，既要辨证，又要辨质（体质），要开一张膏滋药处方，相对来说更为复杂、更为困难。先辈秦伯未先生指出："膏方则大剂补益，服饵必一二月，设非深思熟虑，必使偾事，尤为难之又难，慎之慎之。"因此洪老一直强调，要认真全面地了解病情，详细分析辨证，才能切中病机，开出有针对性的膏方。

二、精心准备，理清思路

"膏方非单纯补剂，乃包含救偏却病之义"。准备服膏者认真填好表格交给洪老后，洪老还要花很多的时间来准备。在开膏方前几天，他会依据患者填写的表格内容精心归纳，对就诊者的情况做出全面的分析。首先针对求诊者的情况，目的是治病还是调理，分清主次轻重。如因病致虚，以病为主，主药针对原有慢性病，治病为君，调理为臣；如因虚致病，以虚为主，主药为调理体质，臣药治病。其次按照八纲和脏腑辨证进行症状分析，辨寒热、虚实、气血、脏腑、阴阳，大致分析出他的症状辨证和体质辨证。在此基础上，再具体考虑调补和治病的基本原则。再次，如果是以往曾在他这里服用过膏方的，他还要在以往留下的膏方档案中找出原来的处方资料，他会根据登记表的症状变化以及处方用药来判断以往的疗效优劣，清楚地知道哪些症状明显改善，哪些方面用药尚需加强，进而大致拟定本次的用药原则。最后，如果发现部分患者填表马虎，需在膏方门诊中补充询问哪些内容，都做到心中有底。

三、清障探路，开路为先

在正式开处膏滋药前，洪老还会让部分初诊患者先服用 1～2 周的汤剂，也就是常说的"开路方"。洪老认为开路方的作用有三个方面：一可清障。对于感冒、咳嗽之类外邪未尽的患者，不宜盲目进补，否则有关门留寇之虑，因此要先服用祛邪解表、化痰清热之剂，使邪气得除，方能得进补益之膏方。二可助运，对于平素纳差、腹胀者，先服以健脾开胃助运汤剂，可以改善脾胃的消化和吸收功能，这有利于后续膏滋药的吸收，从而提高膏方的疗效。三可探路。对于临床病情较为复杂，一时难以确定理法方药的患者，先用汤剂了解患者的体质和病证。如果试探性汤剂效果良好，可以在膏方中有针对性地拓展应用药物组合，取得更满意的疗效。如果试探性汤剂效果不佳，应再次调整汤剂方向，这样开出的膏方会辨证更准确，疗效更可靠，也能减少不良反应的发生。

四、细致诊察，保证质量

要将膏方的不良反应降到最低，取得最佳疗效，全面详细

地了解临床症状、审慎地分析体质、证候是关键。尽管事先做
了充分的调查问卷，洪老开膏方时仍一丝不苟。先对患者所填
表格内容进一步核实，以避免部分患者因家属代填，病情交代
不全面，或者有填写不全面不准确的情况。然后面对就诊者时
再次进行详细的望、闻、问、切四诊补充，并再次对患者既往
看病用药和服膏方的情况全面了解，以便确定最终病机、病证。

第二节 膏方的功能

一、补虚扶正

凡脏腑亏虚、气血不足、阴阳虚损、体质虚弱者均可服用。如外科手术之后、女性生产后以及大病、重病、慢性消耗性疾病处于恢复阶段，均为适应证。可通过膏方调补、滋养，有效改善虚弱症候，恢复健康，增强体质，提高生活质量。一般的中药汤剂虽然也可以起到滋补、调理的作用，但因为汤剂容易变质，不可能长期保存，加上口感不好，服用者很难长期坚持。而膏方中多以血肉之品的胶质收膏，滋补的力量显著增强，口感又较好，便于储存，非草木类药剂所及。

二、养生抗衰

老年人脏腑功能减退，精气渐衰，阴阳失调；中年人脏器功能日趋下降，加上工作劳累、家庭与社会等压力较大，容易出现早衰症状。若在冬令进补膏滋药，可以强身健体、抗衰延年，能够有效改善生活中身体"透支"的情况，如头发早白，目眩耳鸣，头晕乏力，腰膝酸软，神疲纳差，心悸失眠，记忆衰退等现象。

三、调理亚健康

亚健康是指人体处于健康和疾病之间的一种状态。处于亚健康状态的人，不能达到健康的标准，表现为一定时间的身体活力降低，功能和适应力减退，也称为次健康。临床变现多样，可见疲乏无力、肌肉或关节酸痛、头晕目眩、记忆力减退、心悸胸闷、食欲不振、失眠多梦等。膏方能调节人体的阴阳平衡，纠正亚健康状态，使人体恢复到最佳状态。现代上班族服用膏方可使其亚健康状态得到较好恢复，防患于未然。

四、防病治病

正如大众所知，枇杷膏可以治疗咳嗽，夏枯草膏可以缓解甲状腺肿大，虫草膏可以保养身体阳气等。针对不同病证的患者可以开处具有针对性的膏方，能起到防病治病的效果。如慢性支气管炎、肺气肿、肺心病、冠心病、贫血、糖尿病、癌症患者恢复期等疾病，在缓解期服用膏方，对提高机体免疫能力、改善心脑血管供血、减少急症再次发作有一定控制作用，有的可与急性期治疗用药错时服用，治病与防病同时进行，二者兼顾，对于患者是更好的选择。冬令季节服用以扶正为主的膏滋药品，可以增强抵抗力，对防止疾病复发有所帮助。

第三节 验案举隅

案例 1

金某，男，55 岁。2012 年 12 月 10 日初诊。

患者自诉乏力明显，动则疲劳，偶有心慌心悸，记忆力减退，伴有腰膝酸软，头发易脱落，性功能减退等症状，平时易感口干口渴，咽喉异物感，舌苔薄白，脉象细，四诊和参，综合辨证，该患者属于肾气亏虚，脑髓失充，兼有正气不足之证，治疗当以填精益髓，补充肾气，同时予以补气之法。

方药：炙黄芪 300g，党参 200g，炒白术 200g，茯苓 200g，怀山药 300g，莲肉 200g，五味子 100g，砂仁 30g，炒薏苡仁 300g，熟地黄 300g，山萸肉 100g，菟丝子 150g，女贞子 200g，枸杞子 300g，补骨脂 150g，芡实 300g，天麻 150g，丹参 200g，红景天 150g，灵芝 150g，炙远志 100g，陈皮 100g，石菖蒲 150g，川芎 100g，柏子仁 150g，巴戟肉 100g，桑寄生 150g，怀牛膝 150g，炙甘草 60g，朝白参 100g，阿胶 100g，龟甲胶 100g，鹿角胶 100g，黄酒 450g，麦芽糖 450g。

上药煎取浓汁，文火熬糊，纳朝白参 100g（另煎取汁），龟甲胶 100g（黄酒烊化），鹿角胶 100g（黄酒烊化），阿胶 100g（黄酒烊化），麦芽糖 450g，溶化收膏，每晨起、卧前各 1匙。

2013 年 12 月 17 日二诊：患者自诉服用一疗程膏方调理之后，自觉气虚乏力较前明显好转，干活较前精力充足，心慌不适好转，记忆力有明显改善，腰膝酸软症状消失，头发脱落少许，较之前有减轻趋势，口干口渴未再出现，咽喉异物感消失，舌淡红，苔薄白，脉弱。患者去年服用膏方之后，诸症改善，辨证思路正确，药方得法，今继续予以补精养血为主，兼以益气。

方药：生黄芪 300g，党参 200g，炒白术 200g，茯苓 200g，陈皮 100g，炒薏苡仁 300g，半夏 100g，怀山药 300g，莲肉 200g，五味子 100g，砂仁 30g，山萸肉 100g，菟丝子 150g，女贞子 200g，枸杞子 300g，补骨脂 150g，芡实 300g，天麻 150g，丹参 200g，红景天 150g，灵芝 150g，炙远志 100g，石菖蒲 150g，柏子仁 150g，巴戟肉 150g，桑寄生 150g，怀牛膝 150g，诃子肉 100g，炙甘草 60g，朝白参 100g，阿胶 100g，龟甲胶 100g，鹿角胶 100g，黄酒 450g，麦芽糖 450g，上药煎取浓汁，文火熬糊，纳朝白参 100g（另煎取汁），龟甲胶 100g（黄酒烊化），鹿角胶 100g（黄酒烊化），阿胶 100g（黄酒烊化），麦芽糖 450g，溶化收膏，每晨起、卧前各 1 匙。

按语：患者年过半百，脏腑功能日趋衰弱，肾气渐亏，故出现腰膝酸软、性功能减退等肾虚主要症状，肾精不足，脑髓失充，故出现头发脱落，记忆力减退，肾阴亏虚则口干口渴，同时患者兼有乏力明显等气虚症状，气虚日久则气行之不畅，推动无力则气滞，气滞则津液代谢失常，出现痰阻咽喉，或咽喉异物感，《黄帝内经》所述"形不足者，温之以气，精不足者，补之以味"之论，确定了温补之治则，唐代孙思邈在《千金翼方》中首先提出了"血肉有情"的概念，并指出其具有较好的补益作用,《神农本草经》记载了如阿胶、鹿茸、牛黄、海蛤等动物药六十余类,明代金华名医戴元礼有言:"治劳之法……不当用峻烈之剂,惟当温养滋补,以久取效,天雄、附子之类,投之太多,适足以发其虚阳,缘内无精血,不足当此猛剂。"进一步阐述了在温补的过程中的注意事项,清代医学巨匠叶天士也曾经说过:"夫精血皆有形,以草木无情之物为补益,声气必不相应,桂附刚愎,气质雄烈,精血主脏,脏体属阴,刚则愈劫脂矣……且血肉有情,栽培身内之精血,但王道无近功,多用自有益。"则明确指出了在温补之时血肉有情之品的重要性,并阐述了血肉有情之品与桂附之辛热、草本之不足的优点,该膏方精妙之处在于选方用药之时,针对肾精不足之证并未采取附子、干姜、肉桂等大辛大热之峻补之品,而是采用了阿胶、龟甲胶、鹿角胶等血肉有情之品,意在徐徐进补、缓缓图之,血肉有情之品具有填精生髓功效,入肝肾二经,对虚劳、血枯等虚损至极之症有着极佳的疗效。虚损之疾多因积虚成损,积损成劳,加之邪气盛则实,精气夺则虚,又因五脏之伤日久及肾。故运用益精填髓、温阳补气的血肉有情之品,以填充肾脏所亏之真阴真阳,既可以避免附子、肉桂、干姜等辛热之太过,又可以补充草木类补益药药效不足的缺点,可谓一举两得!

案例 2

黄某,女,45 岁。2006 年 11 月 27 日初诊。

患者自诉腰膝酸软,眼睛视物模糊,偶有头晕不适,伴心悸心慌,动则尤甚,容易汗出,肢体麻木感,有时胸闷,苔薄,脉带弦。证属于肝肾亏虚,今拟滋补肝肾,益气和血之剂调治。

方药:熟地黄 200g,山萸肉 90g,牡丹皮 90g,云茯苓

100g, 怀山药 100g, 泽泻 90g, 潞党参 200g, 川芎 100g, 枸杞子 200g, 菊花 100g, 紫丹参 300g, 佛手干 100g, 生葛根 300g, 砂仁粉 30g, 炙五味子 90g, 红景天 150g, 杭白芍 150g, 炒枳壳 90g, 生龙牡各 300g, 明天麻 150g, 桑寄生 150g, 淮牛膝 150g, 鸡血藤 150g, 麦冬 100g, 女贞子 150g, 菟丝子 150g, 青陈皮各 60g, 清甘草 50g, 朝白参 60g, 西洋参 30g, 胡桃肉 100g, 龟甲胶 60g, 鹿角胶 60g, 阿胶 90g, 黄酒一料, 冰糖 300g, 白蜜 250g, 黑芝麻 60g。

上药煎取浓汁, 文火熬糊, 纳西洋参 30g, 朝白参 60g（另煎取汁）, 龟甲胶 100g（黄酒烊化）, 鹿角胶 100g（黄酒烊化）, 阿胶 100g（黄酒烊化）, 胡桃肉 100g, 麦芽糖 450g, 溶化收膏, 每晨起、卧前各 1 匙。

2007 年 12 月 14 日二诊：患者自诉服用一疗程膏方调理之后体质好转, 腰膝酸软好转, 眼睛模糊减轻, 体力较前明显增强, 头晕已瘥, 但有时颈项不舒, 记忆力减退。苔薄, 脉细。今再以原意调治之。

方药：熟地黄 200g, 山萸肉 90g, 牡丹皮 90g, 云茯苓 100g, 潞党参 200g, 川芎 100g, 枸杞子 200g, 菊花 100g, 紫丹参 300g, 佛手柑 100g, 生葛根 300g, 砂仁粉 30g, 炙五味子 90g, 红景天 200g, 杭白芍 150g, 炒枳壳 90g, 明天麻 150g, 桑寄生 150g, 淮牛膝 150g, 鸡血藤 150g, 麦冬 100g, 柏子仁 200g, 灵芝 150g, 石菖蒲 100g, 女贞子 150g, 菟丝子 150g, 青陈皮各 60g, 清甘草 50g, 朝白参 60g, 西洋参 30g, 胡桃肉 100g, 龟甲胶 60g, 鹿角胶 60g, 阿胶 90g, 黄酒一料, 冰糖 300g, 白蜜 250g, 黑芝麻 60g。

上药煎取浓汁, 文火熬糊, 纳西洋参 30g, 朝白参 60g（另煎取汁），龟甲胶 100g（黄酒烊化），鹿角胶 100g（黄酒烊化），阿胶 100g（黄酒烊化），胡桃肉 100g，麦芽糖 450g，溶化收膏，每晨起、卧前各 1 匙。

按语：中医学认为正常的人是平衡的有机整体，是阴阳、气血、脏腑生理机能相对平衡的状态。《素问·生气通天论》云："阴平阳秘，精神乃治；阴阳离决，精气乃绝。"说明阴阳双方保持动态平衡，才能使人精神旺盛，生命活动正常，但随着年龄的增长，天癸渐少，肾气渐亏，故出现腰膝酸软、眼睛模糊等症状，该患者还伴有明显头晕不适，《素问·至真要大论》就有"诸风掉眩，皆属于肝"，以及《灵枢·海论》有"髓海不足，则脑转耳鸣"的记载，认为眩晕与肝肾关系最为密切，因此该患者初诊时的诸症及舌苔脉象均为肝肾亏虚之象，治疗应以平补肝肾、养肝明目为主，兼以养血祛风之品，在该膏方中以杞菊地黄丸为基础方辨证加减，杞菊地黄丸功能滋肾养肝明目，用于肾阴不足之头晕耳鸣、眼睛干涩模糊者。方中六味地黄丸滋阴补肾，壮水之主，熟地黄、山茱萸、山药三阴并补，以滋肾养肝、益脾，又配茯苓、丹皮、泽泻清泻肝肾之火；再配枸杞、菊花滋阴清肝明目。肾虚严重者加红景天、桑寄生、怀牛膝、菟丝子等；脾虚明显者加生黄芪、党参；阴虚甚者加麦冬、女贞子、白芍、五味子等；血瘀明显者加鸡血藤、丹参等，均为随症加减。该膏方中同时加入了龟甲胶、阿胶、鹿角胶等滋阴温阳之品，乃阳中求阴、阴中求阳之治法，明代张介宾在《景岳全书·新方八阵·补略》中说："善补阳者，必于阴中求阳，则阳得阴助而生化无穷；善补阴者，必于阳中求阴，则阴得阳生而泉源不竭。"因此在治疗阳虚时，要适当补阴，在补阴的当中求其补阳，这就称之为"阴中求阳"。在治疗阴虚时，在补阴的同时要适当补阳，这就称之为"阳中求阴"。基于上述理论，以补阴补气药为主，加适当之温阳药，可使阴得阳生而泉源不竭，从而使阴阳达到相对平衡。

案例 3

徐某，女，43 岁。2006 年 11 月 26 日初诊。

患者自诉经常出现腹部胀满不适，伴胸闷，两肋下尤甚，善叹气，叹气之后自觉舒畅，偶有嗳气反酸，同时自觉腰膝酸软、眼睛模糊以及肢体麻木感。苔薄，脉细弦。证属于中医肝气不舒，兼有肝肾亏虚，治疗拟疏肝理气，佐以平补肝肾之法。

方药：柴胡 60g，赤白芍各 150g，炒枳壳 90g，制香附 90g，青陈皮各 90g，炒白术 150g，云茯苓 100g，芡实 150g，潞党参 150g，紫丹参 300g，广郁金 150g，砂仁粉 30g，川芎 100g，怀山药 150g，当归 100g，灵芝 100g，桑寄生 150g，杜仲 150g，菟丝子 150g，枸杞子 200g，柏子仁 150g，红景天 150g，生葛根 300g，金樱子 150g，鸡血藤 150g，川淮牛膝各 100g，黄芪 300g，女贞子 200g，朝白参 90g，紫河车粉 50g，阿胶 100g，龟甲胶 60g，鹿角胶 60g，黄酒一料，冰糖 200g，白蜜 250g，黑芝麻 60g。

上药煎取浓汁，文火熬糊，紫河车粉 50g，纳朝白参 100g（另煎取汁），龟甲胶 100g（黄酒烊化），鹿角胶 100g（黄酒烊化），阿胶 100g（黄酒烊化），麦芽糖 450g，溶化收膏，每晨起、卧前各 1 匙。

2017 年 12 月二诊：患者服膏方后，自觉较好，腹胀明显好转，胸闷叹气较前减轻，心情渐舒畅，畏寒怕冷减轻，但有时腹隐痛，胸闷。苔薄，舌偏红，脉小弦。今再以原意调治之。

方药：柴胡 60g，赤白芍各 150g，炒枳壳 90g，制香附

90g, 青陈皮各 90g, 炒白术 150g, 云茯苓 100g, 潞党参 150g, 紫丹参 300g, 广郁金 150g, 川芎 100g, 当归 100g, 灵芝 100g, 桑寄生 150g, 杜仲 150g, 菟丝子 150g, 枸杞子 200g, 柏子仁 150g, 红景天 150g, 生葛根 300g, 金樱子 150g, 鸡血藤 150g, 川淮牛膝各 100g, 黄芪 300g, 女贞子 200g, 广木香 90g, 防风 60g, 蔻仁粉 30g, 朝白参 90g, 紫河车粉 50g, 阿胶 100g, 龟甲胶 60g, 鹿角胶 60g, 黄酒一料, 冰糖 200g, 白蜜 250g, 黑芝麻 60g。

上药煎取浓汁, 文火熬糊, 紫河车粉 50g, 纳朝白参 100g（另煎取汁）, 龟甲胶 100g（黄酒烊化）, 鹿角胶 100g（黄酒烊化）, 阿胶 100g（黄酒烊化）, 麦芽糖 450g, 溶化收膏, 每晨起、卧前各 1 匙。

按语: 胃脘部胀满是临床上常见的消化系统疾病之一, 多见于胃炎及十二指肠溃疡等疾病, 临床上治疗消化性溃疡的常规方法是抑制胃酸过多分泌、保护胃黏膜以及促进胃肠动力等, 中医学认为本病为胃脘痛、嘈杂及吞酸等病范畴, 与饮食不节、劳倦内伤、禀赋不足有关, 同时也与情志密切相关, 肝气郁结, 气机不畅也会横犯脾胃, 其痛在胃, 其系肝脾。《沈氏尊生》云:"胃痛, 邪干胃脘病也, 惟肝气相乘为尤甚, 以木性暴, 且正克也。"叶天士云"肝脏阙气, 乘胃入膈""肝为起病之源, 胃为传病之所"。以上均说明肝胃不和是形成本病的病理基础。四逆散为《伤寒论》中辨少阴病脉证并治方, 临床在治疗消化系统疾病、精神性疾病、男科疾病等都取得了满意的疗效。方中取柴胡入肝胆经, 升发阳气, 疏肝解郁, 透邪外出, 为君药; 白芍敛阴养血柔肝, 茯苓健脾除湿, 共为臣药, 与柴胡合用, 以补养肝血, 条达肝气, 可使柴胡升散而无耗伤阴血之弊, 同时健脾先安未受邪之地；枳壳理气解郁、泄热破结，香附、郁金、青陈皮疏肝共为佐药，与柴胡为伍，升降协调，加强舒畅气机之功，并奏升清降浊之效；与白芍相配，又能理气和血，使气血调和；使以甘草，调和诸药，益脾和中，同时方中加以白术、砂仁、木香等健脾理气之品，共奏透邪解郁，疏肝理脾和胃之效，使邪去郁解，气机条达，气血调畅，疾病自愈。该患者既往体质亏虚，故在主方之中兼以平补肝肾，以求标本兼治，从根本上改善患者体质。

案例 4

程某，女，59 岁。2007 年 12 月 22 日初诊。

患者素体虚弱，常见神疲乏力，易出汗怕冷，腰膝酸楚、有哮喘病史 10 余年，遇冷易发哮喘，大便溏稀，寐不佳，面色不华，苔薄，舌偏淡，脉细弱。体检未见异常现象，西医诊断为支气管哮喘。此为肺、脾、肾亏虚，阳气不足，刻值冬藏之时，当拟益气健脾补肾，祛痰止哮，温阳纳气之剂，制膏缓图，以达痰去气平、阳气渐回之效。

方药：炙黄芪 300g，炒白术 150g，云茯苓 100g，防风 90g，潞党参 150g，姜半夏 100g，广地龙 150g，杏仁 100g，炙五味子 100g，大熟地黄 200g，山萸肉 90g，乌梅 60g，徐长卿 150g，全当归 100g，生龙牡各 300g，炒酸枣仁 300g，炒僵蚕 100g，炒枳实 90g，炙甘草 60g，津大枣 50 枚，川芎 150g，鸡血藤 300g，赤白芍各 200g，桑寄生 150g，川淮牛膝各 100g，川续断 150g，生葛根 300g，柏子仁 300g。

上药煎取浓汁，文火熬糊，纳朝白参 60g（另煎取汁）、鹿角胶 60g（黄酒烊化）、龟甲胶 90g（黄酒烊化）、蛤蚧 1 对、白蜜 450g、黑芝麻 100g、核桃肉 150g（打粉）、黄酒半料，溶化收膏，每晨起、卧前各1匙。

二诊：患者服膏方1年后，汗出已瘥，咳喘明显好转，怕冷也减，大便由溏稀转常偏干，但动则心悸，气急，腰腿酸痛，乏力，寐欠佳。苔薄，舌偏红，脉细。再以原意出入调治之。

方药：炙黄芪300g，炒白术150g，云茯苓100g，防风90g，潞党参150g，姜半夏100g，太子参300g，杏仁100g，炙五味子100g，大熟地黄200g，山萸肉90g，广郁金150g，全当归100g，生龙牡各300g，炒酸枣仁300g，紫丹参300g，炒枳实90g，炙甘草60g，津大枣50枚，川芎150g，鸡血藤300g，赤白芍各200g，桑寄生150g，川淮牛膝各100g，川续断150g，生葛根300g，柏子仁300g，炒酸枣仁200g，上药煎取浓汁，文火熬糊，纳朝白参100g（另煎取汁），西洋参50g，鹿角胶60g（黄酒烊化），龟甲胶90g（黄酒烊化），蛤蚧1对，白蜜450g，黑芝麻100g，核桃肉150g（打粉），黄酒半料，溶化收膏，每晨起、卧前各1匙。

三诊：患者服膏方2年来，不易感冒，哮喘等症已瘥，动则心悸，气急好转，体检发现高血压，服药后控制，另肢体关节麻木不舒，便干。苔白薄，脉小滑带数。治拟健脾益肺，补益肝肾，祛风通便之剂调治之。

方药：北黄芪300g，炒白术150g，云茯苓100g，防风、防己各100g，潞党参200g，制半夏100g，苦杏仁100g，炙五味子100g，全当归100g，赤白芍各150g，炒枳实100g，绞股蓝150g，山萸肉90g，徐长卿200g，秦艽150g，生龙牡各300g，炒酸枣仁200g，柏子仁300g，鸡血藤300g，紫丹参300g，川芎150g，生葛根300g，青陈皮各60g，制香附100g，桑寄生150g，川续断150g，川牛膝100g，火麻仁300g，上药煎取浓汁，文火熬糊，纳朝白参 90g（另煎取汁），西洋参 90g，阿胶 60g（黄酒烊化），龟甲胶 120g（黄酒烊化），蛤蚧 1 对，白蜜 450g，黑芝麻 60g，核桃肉打 100g（打粉），黄酒半料，溶化收膏，每晨起、卧前各 1 匙。

后门诊随访患者诸症好转，体质增强，咳喘未再复发。

按语：汉代张仲景《金匮要略·肺痿肺痈咳嗽上气病脉证并治》篇把"咳而上气，喉中水鸡声"的症状归属于痰饮病中的"伏饮"范畴，"膈上病痰，满喘咳吐，发则寒热，背痛腰疼，目泣自出，其人振振身瞤剧，必有伏饮"，丹溪先生首称哮喘，"哮喘必用薄滋味，专主于痰"，指出了"痰"是哮喘之根本病因，清《临证指南医案·喘》云："在肺为实，在肾为虚。"《类证治裁·喘症》则明确指出"喘由外感者治肺，由内伤者治肾"的治疗原则。哮喘的病位，主脏在肺和肾，因肺为气之主，司呼吸，外合皮毛，内为五脏之华盖，若外邪袭肺，或它脏病气上犯，皆可使肺气壅塞，肺失宣降，呼吸不利而致喘促，或使肺气虚衰，气失所主而喘促。肾为气之根，与肺同司气之出纳，故肾元不固，摄纳失常则气不归元，阴阳不相接续，亦可气逆于肺而为喘。

初诊时，患者出汗怕冷，神疲乏力，动则汗出为肺脾两虚，卫外不固之候；动则心悸、气急，遇劳咳喘，夜寐不佳，脉细，为肾失摄纳，心神失养之候；遇冷咳喘，嘴唇紫绀为痰瘀内滞生风，并由外风引动而致肺失宣肃之候。其中，肺脾肾之不足为本，痰瘀内停为标，外风引动为其标中之标，故以六味地黄汤、参蛤散、六君子汤、玉屏风散温肺纳肾，健脾化痰，益卫固表为主，细辛、杏仁、白前、苏子、枳实、蝉蜕、乌梅、地龙、僵蚕、防风、徐长卿等化痰祛风为辅，标本兼顾，故而疗效卓著。三诊时，患者主症大减，却添肢体麻木、腰腿酸痛之恙，洪老认为此肝肾不足，风湿痹阻为患，故予原法之中参入桑寄生、川怀牛膝、川续断、葛根、鸡血藤、川芎等，且患者咳喘基本已愈，心悸、气急大减，而以夜寐不实、关节不利、大便偏干为主，故改以健脾益肺、补益肝肾、祛风通便之法善后。

关于哮喘之治，洪老认为，患者气道鸣响，属中医"风善行数变""其性轻扬，风胜则挛急"的理论，故予蝉蜕、地龙、僵蚕、乌梅、防风、徐长卿等祛风解痉，多有显效。患者服膏三载，逐年而愈，困扰多年之诸症皆缓解或消失，医患同欢，幸甚至哉。

附

年谱

1959 年 7 月宁波市第四中学高中毕业。

1959 年 9 月考入浙江中医学院（现浙江中医药大学）中医医疗系（六年制本科），大学期间曾任学生会文体部长。

1964 年 9 月嘉兴市第一医院毕业实习（跟随名老中医张明权先生）。

1967 年 11 月分配至舟山卫生学校任教，筹办舟山西学中班。

1974 年 5 月调至宁波市中医门诊所（1977 年改建成宁波市中医院），并参加宁波市卫校中医班教学管理工作。

1976 年上海龙华医院进修（师从徐嵩年等老师）。

1978 年 9 月参加驻宁波市宁江大队市委农村工作队，任医卫组长。

1978 年 12 月任宁波市五年制中医大专学徒班班主任。

1981 年 5 月晋升为主治中医师。

1982 年 5 月加入中国共产党。

1982 年 8 月参加全国第二届中医急诊学习班。

1983 年被选为宁波市中医院首届浙江省名中医钟一棠主任中医师助手。

1984 年 4 月至 1995 年 5 月任宁波市中医院院长。

1986 年 1 月受聘为光明中医函授学院浙东中心函授辅导站站长。

1987 年晋升为副主任中医师。

1987 年 1 月受聘为《浙江中医杂志》编委，《宁波医学》

编委。

1993 年 12 月晋升为主任中医师。

1995 年 5 月任正院级调研员。

1996 年 10 月宁波市中医药学会副理事长，负责学会日常业务工作。

1997 年 10 月被授予"浙江省名中医"。

1998 年任教宁波老年大学，主讲《中医保健》。

1998 年 2 月享受国务院特殊津贴。

1999 年任宁波市中西医结合学会第三届理事会副理事长。

2000 年 5 月任浙江省中医药学会肿瘤分会副主任委员。

2001 年 3 月受聘为浙江中医学院兼职教授。

2001 年 5 月任中国老年学学会（第二届）中医研究委员会委员。

2003 年被遴选为第三批全国老中医药专家学术经验继承工作指导老师。

2005 年受聘为中华中医药学会营养药膳专家学会常务理事。

2006 年 2 月主编出版《常见老年病自我防治备要》。

2006 年 7 月退休。

2007 年 2 月受聘为浙江省名中医研究院研究员。

2009 年 8 月受聘为宁波市老体协第二届科研委员会副主任。

2013 ～ 2016 年成立浙江省名老中医专家传承工作室。

2013 年 4 月第一批宁波市名中医药专家学术经验指导老师。

2015 年 9 月被确定为宁波市著名人物档案建档对象。

2018 年 8 月成立洪善贻全国名老中医药专家传承工作室。

2020 年 6 月出版《洪善贻膏方经验集》。